高等职业教育制药类专业规划教材

中药提取分离技术

第二版

韩继红　主编　　牛瑞华　主审

化学工业出版社

·北京·

内容提要

本书主要介绍了中药化学成分的结构、性质和有效成分的提取、分离、鉴定等基本理论和实践技能知识；实验室中对生物碱类、苷类、蒽醌类、黄酮类、香豆素、皂苷类、强心苷类、萜类和挥发油等成分的制备方法及其典型物质的制备工艺；工业上中药提取分离所涉及的浸取、分离纯化、浓缩干燥等操作的基本工艺、主要生产设备、操作要点、主要问题分析及其处理方法等。

本书是新形态一体化教材，在重点知识部分通过二维码链接的形式插入了相关的微课和视频资源，更加方便读者学习相关知识。

本教材适用于中药类、药学类相关专业学生使用，也可作为有关人员的培训教材及参考资料。

图书在版编目（CIP）数据

中药提取分离技术/韩继红主编. —2 版. —北京：
化学工业出版社，2020.7（2024.11重印）
ISBN 978-7-122-36779-2

Ⅰ. ①中⋯ Ⅱ. ①韩⋯ Ⅲ. ①中药化学成分-提取-
教材②中药化学成分-分离-教材 Ⅳ. ①R284.2

中国版本图书馆 CIP 数据核字（2020）第 077613 号

责任编辑：蔡洪伟 王 芳　　　　　　　　　　　　　
责任校对：李雨晴　　　　　　　　　　　　装帧设计：王晓宇

出版发行：化学工业出版社（北京市东城区青年湖南街 13 号　邮政编码 100011）
印　　装：河北延风印务有限公司
787mm×1092mm　1/16　印张12　字数272千字　2024 年 11 月北京第 2 版第 6 次印刷

购书咨询：010-64518888　　售后服务：010-64518899
网　　址：http://www.cip.com.cn

前言

　　本教材是根据教育部有关高职高专教材建设的文件精神，结合中药制药技术等专业教学改革需要而编写。教材从培养中药产业生产一线技术技能型人才的目标出发，设计内容体系，编写具体内容，并在编写过程中广泛征求中药企业专家的意见，使得教材内容充分反映了中药产业现行的提取分离技术，具有很强的适用性。书中以二维码链接的形式插入了微课和视频资源，更加有利于读者学习相关知识，是一本新形态教材。

　　中药生产、中药质量分析检验、中药研发等工作都要应用中药提取、分离与纯化技术。作为中药、药学类专业的学生，在中药生产或研发工作中应能够进行中药材药效成分的提取，制成提取液，并将提取液制成符合要求的提取物或进一步分离纯化得到所需的药效化学成分；在中药质量分析检验工作中应能够对单味中药、中药成方制剂等进行质量分析检验前的预处理，完成生物碱、黄酮、蒽醌、香豆素、挥发油类成分的提取分离任务。为此，教材在内容的编排上注重以工作过程为导向，以实际岗位工作完成所需的知识与技能为要素进行组织，使学生不仅能够掌握中药化学成分提取、分离和鉴定的基本知识与技能，还能熟悉中药提取物制备工作（包括有效成分单体、多组分有效部位、中药浸膏粉或浸膏），使学生职业能力的培养实现由小试向中试、向制药企业的实际生产需要逐级过渡发展。

　　全书围绕中药提取分离技术，共分三篇，第一篇介绍中药提取分离的基本知识与技能，第二篇介绍实验室中所采用的各种中药成分制备技术，第三篇介绍工业生产中的中药浸提、分离纯化、浓缩、干燥等单元操作工艺技术。本书具体编写分工如下：第一章至第三章，第五章至第九章，第十一、第十二章由韩继红编写；第四章由郭位先编写；第十、第十三章和实训一至实训三由高亚玲编写；实训四、实训五由韩继红编写。全书由韩继红统稿，由以岭药业有限公司牛瑞华主审。教材在编写过程中得到了以岭药业有限公司王岳、范文成，河北安国药业集团有限公司张彦伟等专家的大力支持，在此深表谢意。

　　由于笔者水平有限，书中疏漏之处敬请广大读者批评指正。

编者

2020 年 2 月

目录

第二篇　中药成分制备技术

第七章　香豆素类成分的制备　/072

第八章　皂苷类成分的制备　/080

第九章　强心苷类成分的制备 /094

第十章 萜类和挥发油的制备 /105

第三篇 提取分离工业生产技术

第十一章 工业浸提技术 /116

第十二章 工业分离纯化技术 /135

第十三章 中药浓缩干燥技术 /147

第一篇 中药提取分离基本知识与技能

第一章
认识中药提取分离

知识目标

① 熟悉中药提取分离技术的研究内容和意义；

② 掌握中药提取分离的常用术语；

③ 了解现代中药提取分离技术的应用范围和发展方向。

第一节 中药提取分离技术的研究内容和意义

一、中药提取分离技术的研究内容

中药提取分离技术是研究从中药材或单、复方中药材中制备各种中药提取物的应用技术课程，其主要内容既包括中药各种有效成分的提取、分离、检识的技术也包括中药工业生产中的浸出、蒸发浓缩、蒸馏、干燥等提取分离技术。

中药来源于自然界的可药用的植物、动物、矿物。我国的中草药资源相当丰富，并有着在中医理论指导下的长期用药历史和经验。中药防病治病的物质基础在于所含的活性成分，实践证明，从中药中寻找有效成分，并将其研制开发为新药，是研制新药的一条事半功倍的途径，其成功率也比从一般的天然产物开始高得多。目前一些常用药物如：麻黄碱（平喘）、黄芩苷（抑菌、抗炎）、阿托品（解痉）、吗啡（镇痛），都是从传统中药中发掘出来的。全世界非常著名的有效成分——青蒿素，它是从复合花序植物黄花蒿茎叶中提取的一种无色针状晶体，是继乙氨嘧啶、氯喹、伯喹之后最有效的抗疟特效药，尤其是对脑型疟疾和抗氯喹疟疾，具有速效和低毒的特点，是我国科技工作者经过了非常艰难的历程从中草药中提纯出来的，它的诞生挽救了无数人的生命，曾被世界卫生组织称作是世界上唯一有效的疟疾治疗药物。

以青蒿素的发现为起点，中药的疗效已被全世界越来越多的人所承认，中药的提纯产物也在世界各大药厂和研究机构中成为研究热点，中药有效成分或有效部位提取分离也因此面临着前所未有的机遇，有着非常广阔的发展前景。中药提取有着久远历史，汤剂和酒剂就是典型的代表，但传统中药的丸、散、膏、丹等多数剂型是由中药饮片不经提取或仅经过粗提取而制成的，随着时代发展和技术进步，其弊端逐步突出：有效成分浓度很低，导致剂量大、起效慢，吸收和生物利用度不好，特别是对重病患者或不便口服的患者疗效不佳，有效成分和杂质混杂，没有深度区分，疗效不确切；不同批次的制剂含量不统一使药剂量的准确度不好掌握；制剂形式简单，给药途径过于简单；传统剂型富含糖类等多种可供微生物滋生的营养成分，生产或使用过程中容易被污染，达不到医药卫生标准，很难长期保存。

为了提高中药疗效，拓宽给药途径，使中药得到国际市场的广泛认可，中药生产兴起了剂型创新的热潮，现在出现了颗粒剂、片剂、注射剂、气雾剂、滴剂、膜剂等，这些新剂型的共同要求是都需要把中药材中的有效成分分离出来。除去药渣，得到浸出的浓溶液或有效成分的浸出物或有效成分的提取物，才能制成投药途径方便、灵活，疗效好的新剂型。中药提取物指的是通过一定的标准从药材中生产制得的符合一定质量标准的提取物，对中药材的深度加工，体现了中药产业的技术进步。中药提取物实质是根据最终产品的用途的需要，经过物理化学提取分离过程，定向获取和浓集植物中的某一种或多种有效成分。中药提取物制备中成药是中药工业现代化、中药剂型现代化的重要内容之一，它不仅指提纯的结晶性有效成分，还包括中药提取物有效部位，如浸膏、干粉、总生物碱、总皂苷等。

二、中药提取分离技术的研究意义

1. 阐明中药的药效物质基础，探索中药防病治病的作用机理

中药防病治病的物质基础是中药有效成分。应用现代科学技术，从中药中提取有效成分观察其在人体内的吸收、分布和代谢过程，研究有效成分的化学结构、理化性质和生理活性之间的关系，用以逐步阐明中医中药防治疾病的原理。如麻黄是具有发汗散寒、宣肺平喘、利水消肿等功效的常用中药。现代研究证明，麻黄中的挥发油成分 α-松油醇能降低小鼠体温，是其发汗散寒的有效成分；其平喘的有效成分是麻黄碱和去甲麻黄碱，前者具有肾上腺素样作用，能收缩血管、兴奋中枢，后者具有松弛支气管平滑肌的作用；而利水的有效成分则是伪麻黄碱，它具有升压、利尿的作用。补气药人参，性甘微寒，滋补五脏，明目，益智。应用人参提取物给大鼠腹腔注射，能明显促进肝细胞核和胞浆 RNA 及血清蛋白质的生物合成。从人参中分离的一个有效部位，其含有几种人参皂苷、糖类和其他成分，具有明显的促进血清、肝脏、骨髓等的核糖核酸、脱氧核糖核酸、蛋白质、脂质和糖的生物合成作用，并能提高机体的免疫功能。

2. 控制中药材及中药制剂的质量

中药之所以能够防病治病，其物质基础是其中所含的有效成分，而有效成分的含量受药物产地、采收季节、加工方法、储存条件的影响而有所变化，故临床疗效往往也随之不同，制剂的质量也难稳定。例如麻黄中麻黄碱在春季含量较低，八、九月含量最高，随后含量又逐渐降低；若单以药物的重量作为标准，不以有效成分的含量为依据，在进行药效学和临床研究时，是得不出科学结论的。所以在中药材的质量控制中，如果能确定其有效成分，则应

以其有效成分为指标，建立定性鉴别和含量测定的方法，以此来控制中药材的生产质量。如果其有效成分还不清楚时，可以采用该中药材的主要化学成分或标志性化学成分为指标进行。

在中药复方制剂的质量控制中，应尽量选用方剂中的君药、主要臣药以及贵重药、毒剧药中的有效成分作为质量控制的指标。如果中药制剂中的有效成分含量过低，也可选用有效部位来进行检测，如总生物碱、总黄酮、总皂苷等。如果有效部位也不易测定，还可采用对照药材制备成对照溶液进行检测。如银黄注射液由金银花、黄芩两味中药提取的有效部位配制而成。后经证明，从金银花中提取分离得到的绿原酸为其主要有效成分之一，黄芩提取物中的主要有效成分之一为黄芩苷。因此，可用紫外分光光度法测定黄芩苷和绿原酸的含量以控制其质量。

3. 为中药炮制提供现代科学依据

中药的炮制对中药饮片质量的影响很大。众所周知，饮片在炮制前后中药的药性、气味会发生各式各样的变化，或提高药效、或降低烈性、减少毒性等。采用中药提取分离方法手段，通过研究饮片炮制前后化学成分的物理化学变化，就可能阐明炮制原理，制定统一的炮制标准，进一步合理地进行中药炮制。例如黄芩有浸、烫、煮、蒸等炮制方法。过去南方认为"黄芩有小毒，必须用冷水浸泡至色变绿去毒后，再切成饮片，叫淡黄芩"。而北方则认为"黄芩遇冷水变绿影响质量，必须用热水煮后切成饮片，以色黄为佳"。研究表明，黄芩在冷水浸泡过程中，其有效成分黄芩苷可被药材中的酶水解成黄芩素，后者不稳定易氧化成醌类化合物而显绿色。药理学研究也证明，生黄芩、淡黄芩的抑菌活性比烫、煮、蒸的黄芩低。可见用冷水浸泡的方法炮制，使有效成分损失导致抑菌活性降低，而用烫、煮、蒸等方法炮制时，由于高温破坏了酶的活性，使黄芩苷免遭水解，故抑菌活性较强，且药材软化易切片。因此，认为黄芩应以北方的蒸或用沸水略煮的方法进行炮制。

黄芩苷　　　　　　　　　黄芩素（黄色）　　　　　　　醌类（绿色）

4. 改进中药剂型，提高药物质量和临床疗效

中药制剂的剂型从汤剂开始，距今已有3000多年的历史，明代《本草纲目》收载的药物剂型就有汤、丸、散、膏、药酒、浸剂、栓剂、糖浆剂、浸膏剂、软膏剂、脏器制剂、蜡丸、锭剂等40余种。中华人民共和国成立后，对中药剂型的继承、发掘与提高才有较大的发展，除传统的丸散膏丹外，中药片剂、胶囊剂、颗粒剂、口服液、针剂、粉针剂等现代剂型的产品不断被开发并应用于临床。中药提取在中药制剂的研制中，会根据中药的有效成分或有效部位的溶解性、酸碱性、挥发性、稳定性、生物利用度等性质考虑选择制剂剂型种类、研制合理可行的工艺，选择适当的溶剂和提取分离方法，最大限度地提取分离中药有效成分、最大限度地除去杂质。此外，根据中药有效成分的理化性质，通过采用适当的剂型、调整合适的 pH 或采用适当的包装等方法，提高中药制剂的稳定性。因此，在中药制剂生产过程中必须吸收和采用包括药学理论和制药技术在内的各学科中新的理论成果和高新技术，以研制开发出高效、优质、安全、稳定的"三效"（高效、速效、长效）、"三小"（剂量小、

毒性小、副作用小)、"三便"(贮存、携带、服用方便)的新型中药,才能更好地保障我国人民的健康,为世界做出更大的贡献。

5. 开辟扩大药源、促进新药开发

认真研究和开发中药药源,发掘中医药千年积累的知识宝库。让中药为我国乃至世界人民的健康事业继续发挥其重要作用,是摆在每一个中药工作者面前的首要任务。

有些中药有效成分在中药中的含量少,或该中药产量小、价格高,可以从其他植物中寻找其代用品,扩大药源。如黄连中的小檗碱是黄连的有效成分,但黄连生长缓慢资源有限,其成本很高。通过调查和研究发现,三颗针、黄柏、古山龙等植物中均含有黄连小檗碱,现已成为提取小檗碱的主要原料。一般来讲,植物的亲缘关系相近,则其所含的化学成分也相同或相近。因此,可以根据这一规律按植物的亲缘关系寻找某中药有效成分的代用品。有些从中药有效成分研制出来的药物,其化学结构比较简单,可以用人工合成或结构改造的方法,以扩大药源和创制高效低毒的新药物。如麻黄中的麻黄碱、茶叶中的咖啡因、紫杉中的紫杉醇、川芎中的川芎嗪等成分,都已用人工合成或半合成的方法获得。

第二节   中药提取分离技术的应用及发展

一、中药提取分离的应用

中药传统剂型多由中药材粉末制成,经过提取制成的中药种类较少,所以在传统中药生产过程中提取生产所占的比重很小。近几十年来,由于剂型改革的发展,新剂型中药的大量投产,中药有效成分的提取物的生产在中药生产过程中所占的比重越来越大,各药厂多数都建立了提取车间。

近几十年来,许多中国的中药化学家和药学家运用近代的科学技术,取得了巨大的成就。如由麻黄提取麻黄素、由延胡索提取延胡索乙素、由青蒿提取青蒿素,又如黄连素、汉防己甲素、甘草甜素、苦参碱、川芎嗪等,有数十种广泛地应用于临床,有的品种已应用于全世界,如麻黄素、甘草甜素等。

二、中药提取物产业的发展

中药提取物是从中药产业中分化出来的新兴领域,是对中药材的深度加工。它是以中药为原料,按照对提取的最终产品的用途的需要,经过物理化学提取分离过程,定向获取和浓集中药中的某一种或多种有效成分,而不改变其有效成分结构而形成的产品。

1. 中药提取物的现代化发展

提取物是国际天然医药保健品市场上的一种新的产品形态,是现代植物药先进技术的载体。该类产品在符合 GAP、GMP 要求下进行生产,同时采用先进的工艺和质量检测技术,如大孔树脂分离技术在国内提取物生产企业中应用广泛,而在中成药生产中应用甚少。HPLC、GC、GC-MS、HPLC-MS 等分析仪器和技术在中药提取物中得到应用,它体现了中药产业的技术进步,体现了中药现代化的要求。中药提取物有水或酒浸出的浸液、流浸膏、干浸膏,还有总苷和总生物碱等。此外,还有单味中药材的浸出物与复方中药材浸出物之分。生产的品种和数量也在逐步增加。提取物的纯度也在不断地提高。

2. 中药提取物的产业化趋势

中药提取物是对中药材的深度加工,具有开发投入较少、技术含量高、产品附加值大、国际市场广泛等优势和特点，是目前中药进入国际市场的一种理想方式；中药提取物经数年的发展，已具备一定的产业规模，出口比例已超过中药，并呈现上升趋势。中药提取物品种在80种以上，可分为3类：单味中药提取物，如黄芪、五味子、枳实、当归、灵芝、厚朴、刺五加、连翘、山楂、绿茶、银杏叶等提取物；复方中药提取物，如补中益气方提取物等；纯化提取物，包括活性部位和单体化合物，如大豆异黄酮、人参皂苷、茶叶儿茶素、白藜芦醇、石杉碱甲等。由于中药提取物具有良好的药用价值，其出口已呈高速增长态势，绿茶提取物、青蒿素、芦荟提取物、银杏叶提取物、葡萄籽提取物、人参提取物、罗汉果提取物、水飞蓟提取物、番茄提取物、五味子提取物等比较热销，一些小品种如栀子苷、黑升麻提取物也受到外商青睐，由于我国在植物提取物行业有着独特的基础理论优势，使得中药提取物成为中药进入国际市场的一种有效方式。

第三节 中药提取分离术语简介

一、中药提取术语

1. 干浸膏

从中药材中以某一种溶剂浸出，所得浸出液经过浓缩、干燥后的提取物，多为干燥的块状、粉末状固体。如甘草浸膏、天麻浸膏、紫花杜鹃浸膏等。干浸膏的含水量约为5％。

2. 稠浸膏

从中药材中以某一种溶剂浸出，所得浸出液经过浓缩到含水量约为15％～20％的制成品，称为稠浸膏。如刺五加浸膏。每1g浸膏相当于原药材2～5g。

3. 流浸膏

从中药材中以某一种溶剂浸出，所得浸出液经过浓缩除去部分溶剂，而制成的浸出液。除另有规定外，每1mL流浸膏相当于原药材1g。

4. 蒸发

中药浸出液经过加热使溶剂蒸发，使溶剂与浸出物相分离，达到提高浸出液浓度的目的，是中药提取过程中的一个单元操作工序。

5. 浓缩

为了提高中药浸出液浓度的一类单元操作工序总称，它可以通过采用蒸发操作实现，也可以通过其他单元操作实现。如通过蒸发、离心和冷冻等方法实现。

6. 蒸馏

从中药材中以蒸馏的方法提取挥发性有效成分的操作工序。它是利用液体混合物中各种组分挥发度的不同，加热使中药中的挥发性物质与其他物质相分离的方法。

7. 萃取

从中药浸出液中以另外一种互不相溶的溶剂分离另外一些化合物的方法，即以液体从另外一种液体进行分离的方法。它是中药提取的一个单元操作工序。

二、工艺术语

1. 生产工艺流程

生产工艺流程是将中药原材料、半成品通过一定的设备方式、制作顺序，加工为成品的过程。例如远志流浸膏的生产工艺流程就是粉碎、用60％乙醇浸渍、渗漉、浓缩及调整含量等。工艺流程又可称为生产流程或加工流程。

2.生产工艺规程

生产工艺规程是规定加工工艺过程和操作方法等的工艺文件。它是在具体的生产条件下，将最合理或较合理的工艺过程和操作方法，按规定的形式制成工艺文本，经审批后用来指导生产并严格贯彻执行的指导性文件。在这些文件中，规定了工艺路线，所采用的设备种类，产品的质量要求和检验方法，工人的技术水平和工时总额，所用的材料的规格和消耗定额等。它是组织生产和工人进行操作的重要依据。

第二章
中药化学成分提取分离基本技术

① 熟悉中药化学成分类型及中药材成分种类；
② 掌握溶剂提取法、萃取法、结晶法、色谱法基本知识；
③ 熟悉水蒸气蒸馏法、沉淀法；
④ 了解其他提取方法、分离方法。

① 能运用溶剂提取技术、水蒸气蒸馏技术提取中药成分；
② 会对中药提取液进行浓缩；
③ 能根据中药化学成分性质运用萃取法、结晶法、色谱法进行分离操作。

第一节　认识中药化学成分

一、中药化学成分类型简介

植物在生长时期进行的一系列新陈代谢过程，形成和积累了种种化学物质。这些化学物质是中药发挥药效的物质基础。

1. 糖类

糖类是中药中普遍存在的成分，根据其分子水解反应的情况，糖类可以分为单糖类、低聚糖和多聚糖类及其衍生物。单糖多为无色晶体，有旋光性，味甜，易溶于水，难溶于无水乙醇，不溶于乙醚、苯等极性小的有机溶剂。低聚糖通常是由 2～9 个分子的单糖脱水缩合而成的化合物，易溶于水，但难溶或几乎不溶于乙醇等有机溶剂。多糖通常是由 10 个以上至上千个单糖脱水而形成的高聚物，水解后能生成相应数目的单糖。多糖大多不溶于水。

2. 苷类

苷类是糖或糖的衍生物与非糖物质（称为苷元或配基）通过糖的端基碳原子连接而成的

化合物。多数是无色、无臭的晶体，能溶于水，可溶于乙醇、甲醇，难溶于乙醚或苯中，有些苷可溶于乙酸乙酯、氯仿中。而苷元则大多难溶于水，易溶于有机溶剂。

3. 蒽醌类

蒽醌类是一类分子中具有蒽醌结构的化合物。分子中多具有酚羟基，有一定的酸性。游离蒽醌类多溶于乙醇、乙醚、苯、氯仿等有机溶剂，微溶或难溶于水。结合成苷后，极性增大，易溶于甲醇、乙醇中，在热水中也可溶解。

4. 香豆素类

其基本骨架可视为由邻羟基桂皮酸形成的内酯，在稀碱溶液中内酯环可水解开环，生成能溶于水的顺邻羟桂皮酸的盐，加酸后可环合成为原来的内酯。游离香豆素溶于沸水、甲醇、乙醇和乙醚；香豆素苷类溶于水、甲醇、乙醇。

5. 黄酮类

泛指具有两个苯环通过中间三碳链相互联结而成的一类化学成分。多具有酚羟基，显酸性。游离黄酮类化合物易溶于甲醇、乙醇、乙酸乙酯、乙醚等有机溶剂及稀碱溶液中。黄酮苷类化合物一般易溶于水、甲醇、乙醇、吡啶等极性溶剂。

6. 挥发油

挥发油又称精油，是一类可随水蒸气蒸馏、与水不相混溶的油状液体物质。这类物质所含化学成分比较复杂，来源不同所含的成分颇不一致，但主要是由萜类和芳香族化合物以及它们的含氧衍生物如醇、醛、酮、酸、酚、醚、内酯等组成；此外还包括含氮及含硫化合物。

挥发油为无色或淡黄色的透明油状液体，具芳香味，常温下能挥发，有较强的折光性和旋光性；在水中的溶解度极小，易溶于大多数有机溶剂中，如乙醚、苯、石油醚、乙醇等。

7. 生物碱类

生物碱类是一类存在于生物体内的含氮有机化合物，具有碱的性质，能与酸结合成盐。游离的生物碱大多不溶或难溶于水，能溶于乙醇、氯仿、丙酮、乙醚和苯等有机溶剂。而生物碱盐尤其是无机酸盐和小分子有机酸盐则易溶于水及乙醇，不溶或难溶于常见的有机溶剂。

8. 鞣质

鞣质又称单宁或鞣酸，是一类复杂的多元酚类化合物的总称，可与蛋白质结合形成致密、柔韧、不易腐败又难透水的化合物。大多为无定形粉末，能溶于水、乙醇、丙酮、乙酸乙酯等极性大的溶剂，不溶于乙醚、氯仿、苯、石油醚等极性小的有机溶剂，可溶于乙醚和乙醇的混合溶液。其水溶液遇重金属盐如醋酸铅、醋酸铜等能产生沉淀，还能与蛋白质、多种生物碱盐类形成沉淀。

9. 其他类成分

（1）氨基酸、蛋白质、酶　氨基酸、蛋白质、酶都是动植物体中广泛存在的重要物质，氨基酸是重要的营养物质，它是体内合成蛋白质的原料。众所周知，蛋白质的产生与物种的生命信息密切相关，是典型的生命物质。氨基酸已经制成大输液供临床使用；中药中的蛋白质多为无效成分，无法直接利用，蛋白质的存在影响有效成分的提取、分离，必须设法除去。酶是生物体功能强大、高效专一的活性物质，但只能在室温及低温下存活。几乎每种有效成分的合成与分解都有与之对应的酶在起作用。中药的采收、加工、贮藏、提取过程中，对由酶引起的分解作用必须充分重视。利用酶作用下的高效水解，可以帮助我们更好地提取中药有效成分。

（2）油脂　油脂是高级脂肪酸的甘油三酯。从植物种子中榨取的黏稠液态物质叫油，而从动物体中得到的半固态不溶于水的物质是脂肪。由于化学结构属于同一类型，故而统称油脂。它们的水解产物主要是甘油和脂肪酸。中药中的油脂类成分多视为无效成分，在中药提取前先采用压榨、石油醚或乙醚脱脂等方法除去油脂。

（3）树脂　树体受伤后，从树脂道内分泌渗出的一种液体，暴露在空气中，逐渐变成一种半透明的固体或者半固体物质。常与挥发油或者树胶、有机酸等成分混合存在。因而，常据此分为油树脂和胶树脂。

（4）有机酸　分子中含有羧基的天然酸性物质，是植物体酸味产生的物质基础。通常分为脂肪酸和芳香酸两类。多与金属成盐存在，另外也有一部分与其他物质结合成生物碱盐、脂肪、蜡等，植物中只有少量游离脂肪酸。

（5）色素　植物体中的色素主要有叶绿素、叶黄素、胡萝卜素及花色苷类、黄酮苷、醌苷等成分。色素有脂溶性色素和水溶性色素两类。前者与浓乙醇、乙醚、石油醚、苯、油脂等可以互溶；后者与水和乙醇溶液互溶。

（6）植物中的无机盐　植物体中的金属离子与无机酸、有机酸成盐存在，这些离子主要有 K^+、Ca^{2+}、Mg^{2+} 等。它们的水溶性较好，多为无效成分。提取过程中，这些盐的存在会影响有效成分的纯度，必须除去。方法是：有机溶剂萃取法、透析法、离子交换法、活性炭柱层析分离法。

二、中药材成分种类

中药材所含的成分十分复杂，大致上可分为有效成分、辅助成分、无效成分、组织物质。中药提取、分离、精制的目的是最大限度地提取中药材中的有效成分、辅助成分，最大限度地去除无效成分、组织物质。

1. 有效单体

是指具有一定的生理活性或疗效，能够起到治疗疾病的作用的单体物质。有效单体一般能够用分子式和结构式表示，并具有一定的物理常数，如延胡索乙素、大黄酸、黄芩苷、补骨脂内酯、青蒿素等。

2. 有效部位

含有一种主要有效成分或一组结构相近的有效成分的提取分离部位称为有效部位，如人参总皂苷、苦参总生物碱、银杏叶总黄酮等。这些有效部位中也可能含有少量的其他无效成分。中药浸提往往得到的是有效部位，而非单体化合物。

3. 辅助成分

指本身没有特殊的生理活性，但它能辅助有效单体或有效部位发挥疗效，或有利于有效单体的浸出或增强制剂的稳定性，这类化学成分称为辅助成分，如帮助洋地黄毒苷溶解和促进其吸收的洋地黄皂苷；槟榔中的鞣质可保护槟榔碱在胃液中不溶解，而到肠中才被游离出来。

4. 无效成分

指无生理活性，临床上无医疗作用的成分，如脂肪、淀粉、糖类、酶、树脂、黏液质、叶绿素、果胶、无机盐等，有的甚至还会影响药材的浸提及制剂的稳定性、外观和药效。

应当强调指出的是在中草药及天然药物当中，真正搞清有效成分的品种是不多的。多数只是一般的化学成分，少数为生理活性成分，而生理活性成分并不一定真正代表该药物临床疗效的有效成分。中药有效成分和无效成分的划分并不是绝对和固定不变的。一方面，随着现代科学技术的发展和人们对客观世界实践认识的提高，一些过去被认为是无效成分的化合物，如氨基酸、蛋白质、多糖类，在多数情况下视为无效成分，并在加工过程中尽量设法除去，而在某些药物当中且为主要的活性成分，如鹧鸪菜中的驱虫成分是氨基酸；天花粉的引产成分为蛋白质；植物多糖的抗肿瘤活性等。再如叶绿素有明显的抗菌作用，在体液培养基内，0.025mg/mL 浓度时可抑制金黄色葡萄球菌的生长，0.012mg/mL 浓度时能抑制化脓链球菌的生长。另外，叶绿素还有促进组织再生的作用，临床上治疗皮肤创伤、溃疡和火伤等的绿药膏就是叶绿素的制剂。

第二节　中药化学成分的提取技术

中药有效成分的提取分离是中药提取物、中药制剂生产的基础，也是中药制剂质量检测重要操作步骤。这一过程一般应在生物活性或药理学指标跟踪下进行。提取分离方法应根据被提取成分的主要理化性质和考虑各种提取分离技术的原理和特点进行选定，使所需要的成分能充分地得到提取和分离。

一、溶剂提取法

溶剂提取法是根据中草药中各种成分在溶剂中的溶解性质，选用对活性成分溶解度大、对不需要溶出成分溶解度小的溶剂，而将有效成分从药材组织内溶解出来的方法。当溶剂加到中草药原料（需适当粉碎）中时，溶剂由于扩散、渗透作用逐渐通过细胞壁透入到细胞内，溶解了可溶性物质，而造成细胞内外的浓度差，于是细胞内的浓溶液不断向外扩散，溶剂又不断进入药材组织细胞中，如此多次往返，直至细胞内外溶液浓度达到动态平衡时，将此饱和溶液滤出，继续多次加入新溶剂，就可以把所需要的成分近于完全溶出或大部分溶出。

1.溶剂提取法原理

1.提取溶剂的选择

在药材成分的提取过程中，提取溶剂起着非常重要的作用，不同的溶剂提取的成分不同，正确合理地选用浸提溶剂，既能提高有效成分的浸提效率，还能减少杂质，保证制剂的疗效和质量。

溶剂按极性可分为三类，即亲脂性有机溶剂、亲水性有机溶剂和水。常见溶剂的极性强弱顺序以及它们与水的相溶情况如下：

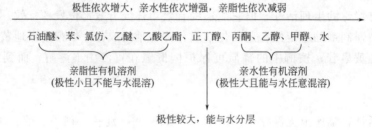

极性依次增大，亲水性依次增强，亲脂性依次减弱

石油醚、苯、氯仿、乙醚、乙酸乙酯、正丁醇、丙酮、乙醇、甲醇、水

亲脂性有机溶剂　　　　　　　　　亲水性有机溶剂
（极性小且不能与水混溶）　　　　（极性大且能与水任意混溶）

极性较大，能与水分层

　　选择溶剂的要点是根据相似相溶的原则，最大限度地提取所需要的成分或部位，溶剂的沸点应适中易回收，低毒安全。乙醇、甲醇是最常用的溶剂，因为它能与水按任意比例混合，又能和大多数亲脂性有机溶剂混合，渗入药材细胞能力较强，能溶解大多数中药成分。一般来说，甲醇比乙醇有更好的提取效果，但因其毒性较乙醇大，故多数情况下仅在实验室研究中应用，而乙醇更适于工业化生产。常用的浸提溶剂的性质和特点如下：

　　（1）水　水是一种强极性溶剂。中药中的亲水性成分，如糖类、鞣质、氨基酸、蛋白质、有机酸盐、无机盐、生物碱盐及多数苷类成分等都可溶于水中。有时也可以用酸水增大碱性成分在水中的溶解度，如用酸水提取生物碱。用碱水增大酸性成分在水中的溶解度，如用碱水提取有机酸、黄酮、蒽醌等。水是一种价廉、安全、易得的溶剂，其缺点是易霉变，不容易过滤和浓缩。

　　（2）亲水性有机溶剂　是一类极性较大能与水混溶的有机溶剂，如乙醇、甲醇、丙酮等，以乙醇最常用。此类溶剂对植物细胞穿透能力较强，溶解范围广泛，既能用于提取亲水性成分，也可以用于提取某些亲脂性成分。如亲水性的鞣质、苷类、生物碱盐成分等；亲脂性的游离生物碱、苷元、挥发油、树脂、叶绿素成分等。该提取液黏度小、沸点低、来源方便、不易霉变、易于过滤和回收，但是易燃、价格相对较高。

　　（3）亲脂性有机溶剂　是指与水不能混溶的有机溶剂，如石油醚、苯、氯仿、乙醚、乙酸乙酯等。这类溶剂具有较强的选择性，可用来提取天然药物中的亲脂溶性成分，如挥发油、油脂、叶绿素、树脂、游离生物碱、苷元等。其特点是沸点低，过滤和回收方便，但易燃、毒性大、价格高、对药材组织细胞穿透能力较差。

　　三大类溶剂的特点见表 2-1 所示。

表 2-1　三大类溶剂的特点

溶剂	优点	缺点
水	①对植物细胞壁穿透力强,安全、经济； ②药厂浸提最常用	①水提液易发霉变质,不易保存； ②提取液中水溶性杂质多； ③易酶解苷类成分
亲水性 有机溶剂（丙酮、乙醇、甲醇）	①对植物细胞壁穿透力强； ②溶解范围广,提取较全面； ③提取出的蛋白质、多糖等水溶性杂质少； ④价廉毒小,回收方便； ⑤有防腐和保护成分的作用	易燃、易挥发、比水贵
亲脂性 有机溶剂（石油醚、苯、氯仿、乙醚、乙酸乙酯）	①选择性溶解能力强（提出的亲脂性成分较纯,不能或不易提出亲水性杂质）； ②沸点低,浓缩回收方便	①对药材细胞壁穿透力弱（故需长时间反复提取）； ②多易燃（除 $CHCl_3$）； ③挥发性大、有毒、价格贵、对提取设备要求高

2.提取方法

　　用溶剂提取中草药成分，常用浸渍法、渗漉法、煎煮法、回流提取法及连续回流提取法等。同时，原料的粉碎度、提取时间、提取温度、设备条件等因素也都能影响提取效率，必须加以考虑。

（1）煎煮法　煎煮法是我国最早使用的传统的浸出方法。所用容器一般为陶器、砂罐或铜制、搪瓷器皿，不宜用铁锅，以免药液变色。直火加热时最好时常搅拌，以免局部药材受热太高，容易焦糊。有蒸汽加热设备的药厂，多采用大反应锅、大铜锅、大木桶，或水泥砌的池子中通入蒸汽加热。还可将数个煎煮器通过管道互相连接，进行连续煎浸。

2.煎煮法操作技术

（2）浸渍法　浸渍法系将中草药粉末或碎块装入适当的容器中，加入适宜的溶剂（如乙醇、稀醇或水），浸渍药材以溶出其中成分的方法。此法不用加热，简单易行，适用于遇热易破坏或挥发性成分，也适用于含淀粉或黏液质多的成分。但提取时间长，浸出率较差。且如用水为溶剂，其提取液易于发霉变质，须注意加入适当的防腐剂。

（3）渗漉法　渗漉法是将中草药粉末装在渗漉器中，不断添加新溶剂，使其渗透过药材，自上而下从渗漉器下部流出浸出液的一种浸出方法。见图 2-1 渗漉装置。当溶剂渗进药粉溶出成分比重加大而向下移动时，上层的溶液或稀浸液便置换其位置，造成良好的浓度差，使扩散能较好地进行，故浸出效果优于浸渍法。但应控制流速，在渗漉过程中随时自药面上补充新溶剂，使药材中有效成分充分浸出为止。或当渗漉液颜色极浅或渗漉液的体积相当于原药材重的 10 倍时，便可认为基本上已提取完全。

3.浸渍法操作技术

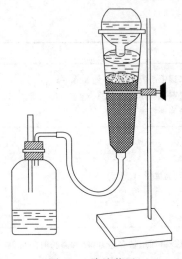

图 2-1　渗漉装置

渗漉法操作步骤及注意事项如下。

a.润湿：药粉加溶剂（1∶1）搅拌均匀，密闭放置规定时间，使药粉充分膨胀后再装筒。

b.装筒：在渗漉筒的底部装好假底，将润湿膨胀后的药材少量分次装入，注意层层压平，松紧适度。装药量一般不超过筒容积的 2/3，上方留一定的空间待加溶剂用。

c.排气：装筒完毕，打开下口，自上口缓缓加入溶剂，待溶剂自上而下流经药粉并从下口流出，不再有气泡时，关闭下口。目的是为排尽药材中的空气，以免造成浸提不完全。

d.浸渍：继续添加溶剂淹没药材表面数厘米，加盖放置 1～2 天，使溶剂充分渗透、扩散。

e.渗漉：浸渍后打开下口，调整渗漉速度，收集渗漉液，同时注意从上口随时添加溶剂。渗漉速度分为快渗和慢渗两种，快渗为每千克药材流速 3～5mL/min，慢渗为每千克药材流速 1～3mL/min。若渗漉速度太快，有效成分来不及扩散、渗出，浸出液浓度低；渗漉速度太慢则影响设备利用率和产量。渗漉自始至终应保持溶剂高于药面。

4.简单回流装置的搭建

（4）回流提取法　应用有机溶剂加热提取，需采用回流冷凝装置，以免溶剂挥发损失。小量操作时，可在圆底烧瓶上连接回流冷凝器。瓶

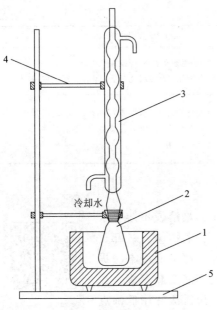

图 2-2　回流冷凝装置

1—加热套；2—回流瓶；3—冷凝管；
4—铁夹；5—铁架台

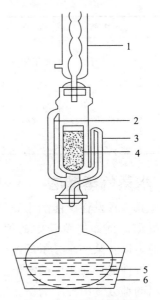

图 2-3　连续回流装置

1—冷凝管；2—侧管；3—虹吸管；
4—样品；5—提取液；6—水浴锅

内装药材约为容量的 1/3～1/2，溶剂浸过药材表面约 1～2cm。在水浴中加热回流，一般保持沸腾约 1h，放冷过滤，再在药渣中加溶剂，做第二、三次加热回流分别约 0.5h，或至基本提尽有效成分为止。见图 2-2 回流冷凝装置。

（5）连续回流提取法　是回流提取法的发展，具有溶剂消耗量小，操作不烦琐，提取效率高的特点。在实验室连续回流提取常采用索氏提取器或连续回流装置。见图 2-3 连续回流装置。

影响溶剂提取法的因素较多，最主要是选择合适的溶剂与方法，但对药材的粉碎度、提取温度及时间等也要注意，特别是工业化生产时，需对这些因素进行优化选择。以上五种操作工艺的主要特点比较见表 2-2。

5.连续回流提取法
操作技术

表 2-2　溶剂提取法的五种操作工艺的主要特点比较

方法	溶剂	操作	特点及适用范围
浸渍法	水或有机溶剂	不加热	优点：①操作简便；②适于含挥发性成分、不耐热成分以及含多糖、黏性物质的药材提取 缺点：①提取时间长、提取效率低；②水浸液易发霉变质
渗漉法	多用醇（生物碱可用酸水提）	不加热	优点：①能始终保持良好浓度差，提取效率高；②适于遇热不稳定成分的提取 缺点：溶剂消耗量大、费时，操作较烦琐
煎煮法	水	直火加热	优点：简便易行、经济、提取效率较浸渍法高 缺点：①水溶性杂质多；②遇热不稳定成分、挥发性成分及富含多糖类的中药提取不宜用；③水煎液易发霉变质

续表

方法	溶剂	操作	特点及适用范围
回流提取法	有机溶剂	水浴加热	优点：①提取效率高；②能避免溶剂挥发损失 缺点：①不耐热成分不宜用；②溶剂耗量大；③需反复提取、操作较烦琐
连续回流提取法	有机溶剂	水浴加热	优点：①能始终保持较高的浓度差，提取效率高；②溶剂用量少，一次便可提取完全；③药渣在渗滤筒中，提取液在烧瓶中，不需过滤 缺点：遇热不稳定成分不宜用

二、水蒸气蒸馏法

适用于具有挥发性、能随水蒸气蒸馏而不被破坏、难溶或不溶于水的成分的提取。例如中草药中的挥发油，某些小分子生物碱——麻黄碱、槟榔碱，以及某些小分子的酚性物质如牡丹酚等，都可应用本法提取。有些挥发性成分在水中的溶解度稍大些，常将蒸馏液重新蒸馏，在最先蒸馏出的部分分出挥发油层，或在蒸馏液水层经盐析法并用低沸点溶剂将成分提取出来。例如玫瑰油、原白头翁素等的制备多采用此法。见图 2-4 实验室水蒸气蒸馏装置。

6. 蒸馏法原理

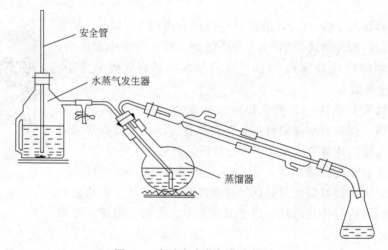

图 2-4　实验室水蒸气蒸馏装置

三、升华法

固体物质受热不经过熔融，直接变成蒸气，遇冷后又凝固为固体化合物，称为升华。中草药中有一些成分具有升华的性质，可以利用升华法直接自中草药中提取出来。如樟脑、咖啡因。

例如樟木中升华的樟脑，在《本草纲目》中已有详细的记载，为世界上最早应用升华法制取药材有效成分的记述。茶叶中的咖啡碱在178℃以上就能升华而不被分解。

升华法虽然简单易行，但中草药炭化后，往往产生挥发性的焦油状物，黏附在升华物上，不易精制除去，其次，升华不完全，产率低，有

7. 升华法

时还伴随分解现象。

第三节　中药化学成分的分离精制技术

将中药的提取液经浓缩（或不浓缩）后，较长时间放置，就可析出沉淀，再经重结晶可得单体成分，如从槐米中提取芦丁。但多数中药要想得某一类型的总成分（混合物），或者得到极性相近的混合物或分离得到某一单体成分，往往要经过比较复杂的处理过程。

一、两相溶剂萃取法

萃取法是利用混合物中各成分在互不混溶的溶剂中分配系数不同而分离的方法。可将被分离物溶于水中，用与水不混溶的有机溶剂进行萃取，也可将被分离物溶在与水不混溶的有机溶剂中，用适当 pH 的水液进行萃取，达到分离的目的。

1.简单萃取法

在中药成分的系统研究中，常采用的方法是将中药水提取液适当浓缩，或将中药乙醇（甲醇）提取液适当浓缩，回收醇后，加入适量水，用极性不同的与水不混溶的有机溶剂，极性由小到大，分别进行萃取，分别回收溶剂得到极性不同的萃取物。在某些情况下也可只选 1～2 种溶剂进行萃取。见图 2-5 实验室简单萃取装置。

8.萃取法操作技术

2.pH 梯度萃取法

此法是分离生物碱类成分、酸性及酚性成分的一种方法。是利用被分离成分的碱性或酸性不同而采用的方法。（详见生物碱、黄酮、蒽醌类成分的分离）

两相溶剂萃取在操作中还要注意以下几点：

① 先用小试管猛烈振摇约 1min，观察萃取后两液层分层现象。如果容易产生乳化，大量提取时要避免猛烈振摇，可延长萃取时间。如碰到乳化现象，可将乳化层分出，再用新溶剂萃取；或将乳化层抽滤，或将乳化层稍稍加热；或较长时间放置并不时旋转，令其自然分层。乳化现象较严重时，可以采用两相溶剂逆流连续萃取装置。

② 水提取液最好在相对密度 1.1～1.2，过稀则溶剂用量太大，影响操作。

③溶剂与水溶液应保持一定量的比例，第一次提取时，溶剂要多一些，一般为水提取液的 1/3，以后的用量可以少一些，一般 1/6～1/4。

④一般萃取 3～4 次即可。但亲水性较大的成分不易转入有机溶剂层时，须增加萃取次数，或改变萃取溶剂。

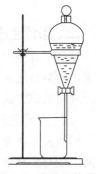

图 2-5　实验室简单萃取装置

3.逆流连续萃取法

逆流连续萃取法是一种连续的两相溶剂萃取法。是利用两相溶剂密度不同，即密度小的溶剂作为分散相，逆流连续穿过密度大的固定相，使某种成分发生转溶的原理。其装置（见图 2-6）由一根、数根或更多的萃取管组成。管内用小瓷圈或小的不锈钢丝圈填充，以增加两相溶剂萃取时的接触面。如果萃取的有机溶剂比水轻，则欲萃取的水液盛于萃取管内，有机溶剂放在高位的容器内，开启活塞，则有机溶剂在高位压力下流入萃取管，遇瓷圈撞击而分散成细粒，使两相溶剂接触面增大，萃取比较完全。如果萃取的有机溶剂比水重，则有机溶剂盛于萃取管内，欲萃取的水液放在高位的容器内。逆流连续萃取法可以提高萃取效率，对于乳化严重的液-液萃取，通常用逆流连续萃取法。萃取过程中可用薄层色谱、纸色谱，以及显色反应或沉淀反应检查萃取是否完全。

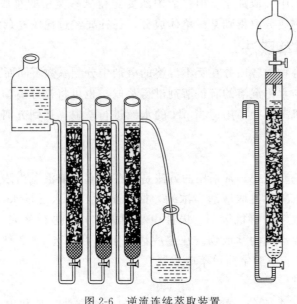

图 2-6　逆流连续萃取装置

二、沉淀分离技术

是基于有些中药化学成分能与某些试剂生成沉淀，或加入某些试剂后可降低某些成分在溶液中的溶解度而自溶液中析出的一种方法。可以使杂质沉淀析出，也可使欲得成分沉淀析出。常用的沉淀法有以下几种：

1. 铅盐沉淀法

铅盐沉淀法为分离某些中草药成分的经典方法之一。由于醋酸铅及碱式醋酸铅在水及醇溶液中能与多种中草药成分生成难溶的铅盐或络盐沉淀，故可利用这种性质使有效成分与杂质分离。中性醋酸铅可与酸性物质或某些酚性物质结合成不溶性铅盐。因此，常用以沉淀有机酸、氨基酸、蛋白质、黏液质、鞣质、树脂、酸性皂苷、部分黄酮等。可与碱式醋酸铅产生不溶性铅盐或络合物的范围更广。通常将中草药的水或醇提取液先加入醋酸铅浓溶液，静置后滤出沉淀，并将沉淀洗液并入滤液，于滤液中加碱式醋酸铅饱和溶液至不发生沉淀为止，这样就可得到醋酸铅沉淀物、碱式醋酸铅沉淀物及母液三部分。

由于上述铅盐沉淀物为重金属盐，有毒，故需进行脱铅处理。可用硫化氢法，将铅盐沉淀悬浮于水或稀醇溶液中，通以硫化氢气体，使分解并转为不溶性硫化铅而沉淀。硫化氢脱铅比较彻底，但溶液中可能存有多余的硫化氢，必须先通入空气或二氧化碳让气泡带出多余的硫化氢气体，以免在处理溶液时参与化学反应。新生态的硫化铅多为胶体沉淀，能吸附药液中的有效成分，要注意用溶剂处理收回。铅盐沉淀法流程如图 2-7 所示。

2. 试剂沉淀法

某些试剂能选择性地沉淀某类成分，称为专属试剂沉淀法。例如在生物碱盐的溶液中，

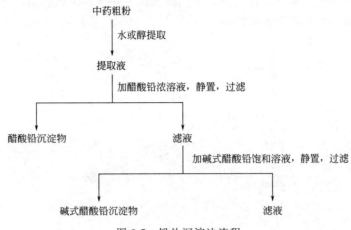

图 2-7　铅盐沉淀法流程

加入某些生物碱沉淀试剂，则生物碱生成不溶性复盐而析出。水溶性生物碱难以用萃取法提取分离，常加入雷氏铵盐使生成生物碱雷氏盐沉淀析出。又如橙皮苷、芦丁、黄芩苷、甘草皂苷均易溶于碱性溶液，当加入酸后可使之沉淀析出。某些蛋白质溶液，可以变更溶液的 pH 利用其在等电点时溶解度最小的性质而使之沉淀析出。此外，还可以用明胶、蛋白溶液沉淀鞣质；胆甾醇也常用以沉淀洋地黄皂苷等。可根据中草药有效成分和杂质的性质，适当选用。

3. 分级沉淀法

在混合组分的溶液中加入与该溶液能互溶的溶剂，改变混合组分溶液中某些成分的溶解度，使其从溶液中析出。改变加入溶剂的极性或数量而使沉淀逐步析出称为分级沉淀。常用的方法有水/醇法、醇/水法等。

（1）水提醇沉法（水/醇法）　在药材水提取液的浓缩液中加入数倍量高浓度乙醇，可以沉淀除去易溶于水但却难溶于乙醇的成分，如多糖（如淀粉、树胶、黏液质）、蛋白质等水溶性杂质。又叫乙醇沉淀法。

（2）醇提水沉法（醇/水法）　在药材乙醇提取液的浓缩液中加入数倍量水稀释，放置以除去树脂、叶绿素等水不溶性杂质。

此外，如皂苷的分离可采用醇/醚法，在乙醇提取液的浓缩液中加入数倍量乙醚（或丙酮），皂苷即可沉淀析出，从而与仍留存于母液中的树脂等杂质分离。

4. 盐析法

是在中草药的水提液中加入无机盐至一定浓度，或达到饱和状态，可使某些成分在水中的溶解度降低沉淀析出，而与水溶性大的杂质分离。常用作盐析的无机盐有氯化钠、硫酸钠、硫酸镁、硫酸铵等。在提取时，亦往往先在水提取液中加入一定量的食盐，再用有机溶剂萃取。

三、分馏法

此法是利用混合物中各成分的沸点的不同而进行分离的方法。适用于液体混合物的分离。分馏法可分常压分馏、减压分馏、分子蒸馏等。可根据混合物中各成分沸点情况及对热稳定性等因素选用。适于具有挥发性、可随水蒸气蒸馏不被破坏，与水不反应、且与水分层的成分的提取。中药中主要用于挥发油、某些挥发性生物碱、少数挥发性蒽醌苷元、香豆素苷元的提取。见图2-8简单分馏装置。

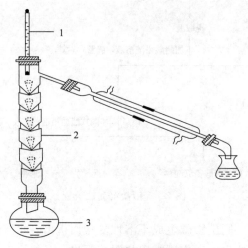

图2-8   简单分馏装置
1—温度计；2—分馏管；3—烧瓶

四、透析法

透析法是利用小分子物质在溶液中可通过半透膜，而大分子物质不能通过半透膜的性质，达到分离的方法。例如分离和纯化皂苷、蛋白质、多肽、多糖等物质时，可用透析法以除去无机盐、单糖、双糖等杂质。反之也可将大分子的杂质留在半透膜内，而将小分子物质通过半透膜进入膜外溶液中而加以分离精制。透析是否成功与透析膜的规格关系极大。透析膜的膜孔有大有小，要根据欲分离成分的具体情况而选择。透析膜有动物性膜、火棉胶膜、羊皮纸膜（硫酸纸膜）、蛋白质胶膜、玻璃纸膜等。见图2-9透析装置。

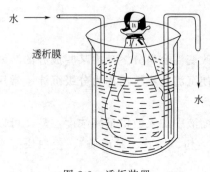

水
透析膜
水

图2-9   透析装置

五、结晶法

结晶法是利用混合物中各成分在溶剂中的溶解度不同或在冷热情况下溶解度的显著差异而分离的方法。化合物由非晶状物成为晶状物的过程称为结晶。初次析出的结晶往往不纯，将不纯的结晶处理制成较纯结晶的过程称为重结晶。利用溶解度的不同，使混合物中各成分先后结晶、依次析出的过程称为分步结晶。结晶法是纯化物质最后阶段常采用的方法，其目的是进一步分离纯化，是利用混合物中各成分在溶剂中的溶解度不同达到分离的方法。中药的一些亲水性成分，如多糖、皂苷等虽往往没有固定的结晶形态，常为无定形粉末，但也需通过结晶操作进行纯化，以利于结构测定。

1.溶剂选择的一般原则

冷时对所需要的成分溶解度较小，而热时溶解度较大；对杂质溶解度很大或很小；沸点低，易挥发；无毒或毒性小。若无理想的单一溶剂时，可以考虑使用混合溶剂。一般常用甲醇、丙酮、氯仿、乙醇、乙酸乙酯等。

2.结晶操作

结晶操作实际是进一步分离纯化过程，一般是应用适量的溶剂在加热至沸点的情况下将化合物溶解，制成过饱和溶液，趁热过滤去除不溶性杂质，放置冷处，以析晶。

3.结晶纯度的判定

结晶形态和色泽：单一化合物的结晶具有结晶形状均一和均匀的色泽。

熔点和熔距：单一化合物具有一定的熔点和较小的熔距，结晶前后的熔点应一致，熔距很窄，在1~2℃的范围内。但要注意双熔点，如汉防己乙素、芫花素及一些与糖结合的苷类化合物。

色谱法：单一化合物在薄层色谱或纸色谱中经三种不同的溶剂系统展开，均为一个斑点者。

第四节　中药化学成分的色谱分离技术

色谱分离法是中药化学成分分离中最常应用的分离法，其最大的优点在于分离效能高、快速简便。通过选用不同分离原理、不同操作方式、不同色谱材料或将各种色谱组合应用，可达到对各类型中药成分的分离和精制，亦可用于化合物的鉴定。

色谱法按原理不同可分为：吸附色谱、分配色谱、离子交换色谱和凝胶过滤色谱等。按操作形式不同可分为：薄层色谱（TLC）、纸色谱（PC）、柱色谱（CC）。

一、吸附色谱法

1.基本原理

吸附色谱是利用吸附剂对混合物中各成分的吸附力不同，将各成分相互分离的方法。吸附剂的吸附作用主要由固体表面的作用力如氢键、静电引力、范德华力等产生。成分的被吸附力越强，在色谱中移动的速度越慢，反之移动得越快。当吸附剂和展开剂固定时，成分的被吸附力大小与该成分的性质有关。如在硅胶吸附色谱中，成分的极性越大，被吸附力越强，在薄层板或色谱柱内的移动速度越慢，反之则快，据此可把极性不同的一系列化合物分离。

9.吸附色谱原理

常用的吸附剂包括硅胶、氧化铝、活性炭、聚酰胺等。硅胶吸附色谱的应用较广泛，中药各类化学成分大多均可用其进行分离；氧化铝吸附色谱的应用范围有一定限制，主要用于碱性或中性亲脂性成分的分离，如生物碱、甾、萜类等成分；活性炭主要用于分离水溶性物质如氨基酸、糖类及某些苷类；聚酰胺色谱以氢键作用为主，主要用于酚类、醌类、黄酮类及鞣质类等成分的分离。

2.吸附色谱的操作技术

（1）吸附薄层色谱

是将适宜的固定相涂布于玻璃板上成一均匀薄层。等点样、展开后，与适宜的对照物按同法所得的色谱图作对比，用以进行药品的鉴别、杂质检查或含量测定的方法。

仪器与材料：

① 玻璃板　除另有规定外，用5cm×20cm，10cm×20cm或20cm×20cm的规格，要求光滑、平整，洗净后的不附水珠，晾干。

② 固定相或载体　最常用的有硅胶G、硅胶GF、硅胶H、硅胶

10.吸附薄层色谱
的展开

HF254，其次有硅藻土、硅藻土 G、氧化铝、氧化铝 G、微晶纤维素、微晶纤维素 F254 等。其颗粒大小，一般要求直径为 $10\sim40\mu m$。薄层涂布，一般可分无黏合剂和含黏合剂两种；前者是将固定相直接涂布于玻璃板上，后者是在固定相中加入一定量的黏合剂，一般常用 $10\%\sim15\%$ 煅石膏（$CaSO_4 \cdot 2H_2O$ 在 140℃烘 4h），混匀后加水适量使用，或用羧甲基纤维素钠水溶液（$0.5\%\sim0.7\%$）适量调成糊状，均匀涂布于玻璃板上。也有含一定展开液或缓冲液的薄层。

③ 涂布器　应能使固定相或载体在玻璃板上涂成一层符合厚度要求的均匀薄层。

④ 点样器　常用具支架的微量注射器或定时毛细管，应能使点样位置正确集中。

⑤ 展开室　应使用适合薄层板大小的玻璃制薄层色谱展开缸，并有严密盖子，除另有规定外，底部应平整光滑，应便于观察。

在薄层板上实施的吸附色谱即吸附薄层色谱，操作步骤如下。

① 薄层板制备　除另有规定外，将 1 份固定相和 3 份水在研钵中向一方向研磨混合，去除表面的泡后，倒入涂布器中，在玻璃板上平稳地移动涂布器进行涂布（厚度为 0.2~0.3mm），取下涂好薄层的玻璃板，置水平台上于室温下晾干，随后在 110℃烘 30min。置有干燥剂的干燥箱中备用。

② 点样　将样品溶于少量溶剂中，用毛细管把样品溶液点在薄层板的一端，一般为圆点。点样基线距底边 1.5~2.0cm，点样直径为 2~3mm，点间距离为 1.5~2.0cm，点间距离可视斑点扩散情况以不影响检出为宜。点样时必须注意勿损伤薄层表面。点样量要适度。若点样量过少，显色后的斑点模糊不清；过多易出现拖尾现象。若发现点样量不够，可适当增加点样量，增加点样量的方法是原点处重复点加样品液，但必须待上次所点的样品液挥干后方可进行重复点样操作。

③ 展开　将点好样品的薄层板放入展开室的展开剂中，浸入展开剂的深度为距薄层板底边 0.5~1.0cm（切勿将样点浸入展开剂中），密封室盖，等展开至规定距离（一般为 10~15cm），取出薄层板，晾干。如图 2-10 薄层展开。

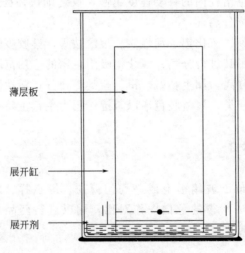

薄层板

展开缸

展开剂

图 2-10　薄层展开

④ 显色　理想的显色希望灵敏度高，斑点颜色稳定，斑点与背景间的对比度好，斑点的大小及颜色的深度与物质的量成正比，在样品组成并不完全已知的情况下，通用显色方法

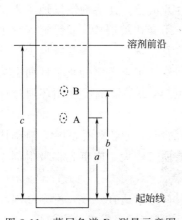

图 2-11 薄层色谱 R_f 测量示意图

化合物 A 的 $R_f=a/c$

化合物 B 的 $R_f=b/c$

显得尤为重要，通用显色方法主要有：

a. 紫外照射法 方便、不破坏样品。

b. 碘蒸气法 通用性强，与紫外法结合灵敏度高于该两法单独使用。

c. 荧光试剂 制造荧光背景，使原来紫外下无荧光物质被鉴别，有荧光物质更明显。

d. 硫酸溶剂 对绝大多数有机物有效，但有破坏性。

图 2-11 为薄层色谱 R_f 测量示意图。显色后记录并计算 R_f 值。R_f 值即比移值，表示各成分展开后在薄层板上的相对位置。

可见，R_f 值越大表示该化合物在色谱中的移动速度即展开速度越快。

（2）吸附柱色谱 柱色谱是在一根玻璃管或金属管中进行的色谱技术，将

11. 柱色谱操作

吸附剂填充到管中而使之成为柱状，这样的管状柱称为吸附色谱柱。使用吸附色谱柱分离混合物的方法，称为吸附柱色谱。这种方法可以用来分离大多数有机化合物，尤其适合复杂的天然产物的分离。分离容量从几毫克到百毫克级，所以，适用于分离和精制较大量的样品。

在吸附柱色谱中，吸附剂是固定相，洗脱剂是流动相，相当于薄层色谱中的展开剂。吸附剂的基本原理与吸附薄层色谱相同，也是基于各组分与吸附剂间存在的吸附强弱差异，通过使之在柱色谱上反复进行吸附、解吸、再吸附、再解吸的过程而完成的。

图 2-12 为吸附柱色谱分离过程示意图，图中 A、B 表示混合物中的两个成分，由于被吸附力不同，两个成分被洗脱时向下移动的速度也就不同，成分 A 先被洗脱下来，成分 B 后被洗脱下来，两个成分因此得以相互分离。

操作步骤：

① 装柱 色谱柱的大小规格由待分离样品的量和吸附难易程度来决定。一般柱管的直径为 0.5～10cm，长度为直径的 10～40 倍。填充吸附剂的量约为样品重量的 20～50 倍，柱体高度应占柱管高度的 3/4，柱子过于细长或过于粗短都不好。装柱前，柱子应干净、干燥，并垂直固定在铁架台上，将少量洗脱剂注入柱内，取一小团玻璃毛或脱脂棉用溶剂润湿后塞入管中，用一长玻璃棒轻轻送到底部，适当捣压，赶出棉团中的气泡，但

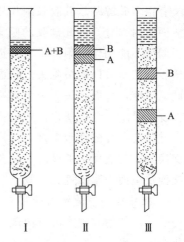

图 2-12 吸附柱色谱分离过程示意图

不能压得太紧，以免阻碍溶剂畅流（如管子带有筛板，则可省略该步操作）。再在上面加入一层约 0.5cm 厚的洁净细沙，从对称方向轻轻叩击柱管，使沙面平整。

常用的装柱方法有干装法和湿装法两种。

a.干装法　在柱内装入 2/3 溶剂，在管口上放一漏斗，打开活塞，让溶剂慢慢地滴入锥形瓶中，接着把干吸附剂经漏斗以细流状倾泻到管柱内，同时用套在玻璃棒（或铅笔等）上的橡皮塞轻轻敲击管柱，使吸附剂均匀地向下沉降到底部。填充完毕后，用滴管吸取少量溶剂把黏附在管壁上的吸附剂颗粒冲入柱内，继续敲击管子直到柱体不再下沉为止。柱面上再加盖一薄层洁净细沙，把柱面上液层高度降至 0.1～1cm，再把收集的溶剂反复循环通过柱体几次，便可得到沉降得较紧密的柱体。

b.湿装法　基本方法与干装法类似，所不同的是，装柱前吸附剂需要预先用溶剂调成淤浆状，在倒入淤浆时，应尽可能连续均匀地一次完成。如果柱子较大，应事先将吸附剂泡在一定量的溶剂中，并充分搅拌后过夜（排除气泡），然后再装。

无论是干装法，还是湿装法，装好的色谱柱应是充填均匀，松紧适宜一致，没有气泡和裂缝，否则会造成洗脱剂流动不规则而形成"沟流"，引起色谱带变形，影响分离效果。

② 上样　将干燥待分离固体样品称重后，溶解于极性尽可能小的溶剂中使之成为浓溶液。将柱内液面降到与柱面相齐时，关闭柱子。用滴管小心沿色谱柱管壁均匀地加到柱顶上。加完后，用少量溶剂把容器和滴管冲洗净并全部加到柱内，再用溶剂把黏附在管壁上的样品溶液淋洗下去。慢慢打开活塞，调整液面和柱面相平为止，关好活塞。如果样品是液体，可直接加样。

③ 洗脱　将选好的洗脱剂沿柱管内壁缓慢地加入柱内，直到充满为止（任何时候都不要冲起柱面覆盖物）。打开活塞，让洗脱剂慢慢流经柱体。洗脱完毕，采用薄层色谱法对各收集液进行鉴定，把含相同组分的收集液合并，除去溶剂，便得到各组分的较纯样品。

3. 影响吸附色谱的三要素

(1) 吸附剂　常用的吸附剂有硅胶、氧化铝、活性炭、硅酸镁、聚酰胺、硅藻土等。

① 硅胶　色谱用硅胶为一多孔性物质，分子中具有硅氧烷的交链结构，同时在颗粒表面又有很多硅醇基。硅胶吸附作用的强弱与硅醇基的含量多少有关。硅醇基能够通过氢键的形成而吸附水分，因此硅胶的吸附力随吸着的水分增加而降低。若吸水量超过 17%，吸附力极弱就不能用作吸附剂了。对硅胶的活化，当硅胶加热至 100～110℃时，硅胶表面因氢键所吸附的水分即能被除去。当温度升高至 500℃时，硅胶表面的硅醇基也能脱水缩合转变为硅氧烷键，从而丧失了因氢键吸附水分的活性，就不再有吸附剂的性质，再用水处理亦不能恢复其吸附活性。所以硅胶的活化不宜在较高温度进行。

硅胶是一种酸性吸附剂，适用于中性或酸性成分的色谱。同时硅胶又是一种弱酸性阳离子交换剂，其表面上的硅醇基能释放弱酸性的氢离子，当遇到较强的碱性化合物，则可因离子交换反应而吸附碱性化合物。

② 氧化铝　氧化铝可能带有碱性（因其中可混有碳酸钠等成分），对于分离一些碱性中草药成分，如生物碱类的分离颇为理想。但是碱性氧化铝不宜用于醛、酮、酯、内酯等类型的化合物分离。

(2) 移动相（也称流动相）　色谱过程中溶剂的选择，对组分分离关系极大。在柱色谱时所用的溶剂（单一剂或混合溶剂）习惯上称洗脱剂，用于薄层色谱或纸色谱时常称展开剂。洗脱剂的选择，须根据被分离物质与所选用的吸附剂性质这两者结合起来加以考虑在用极性吸附剂进行色谱时，当被分离物质为弱极性物质，一般选用弱极性溶剂为洗脱剂；被分离物质为强极性成分，则须选用极性溶剂为洗脱剂。如果对某一极性物质用吸附性较弱的吸附剂（如以硅藻土或滑石粉代替硅胶），则洗脱剂的极性亦须相应降低。

（3）被分离成分 被分离的物质与吸附剂、洗脱剂共同构成吸附色谱中的三个要素，彼此紧密相连。若用极性吸附剂，则被分离成分的极性越大，被吸附力越强，在色谱中的移动速度就越慢，反之，则越快。

判断化合物的极性大小时，若各成分的基本母核相同，则母核上极性基团越多或基团极性越大时，该成分的极性也就越大。

常见取代基的极性由小至大排列顺序如下：

烷基（—CH₃）＜醚基（—OCH₃）＜硝基（—NO₂）＜酯基（—COOR）＜酮基

$$（—\overset{O}{\overset{\|}{C}}—）＜醛基（—CHO）＜氨基（—NH_2）＜羟基（—OH）＜酚羟基（Ar—OH）＜$$

羧基（—COOH）

要想取得满意的分离效果，以上三要素要配置得当。对极性吸附剂而言，当被分离成分极性大时，应选吸附活性小的吸附剂和极性大的溶剂做展开剂；反之，当被分离成分极性小时，应选吸附活性大的吸附剂和极性小的溶剂做展开剂。

二、分配色谱法

分配色谱法是一种利用混合物中各成分在互不相溶的两项溶剂中分配系数的不同，来达到分离的色谱分离方法。

1. 基本原理

分配色谱的基本原理与两相逆流萃取法相同。两相溶剂中的一相需作为固定相，常以某种惰性固体吸住该项溶剂，使之固定，这种吸着了固定相溶剂的固体物质称为支持剂；另一相溶剂作为移动相。进行分离时，将被分离的混合物配成试样溶液加到固定相上，通过移动相的流动，使试样中各成分在两相之间的分配不同而获得分离。

事实上，不仅分配色谱，所有的色谱法均有固定相和移动相之分，都是利用混合物中各成分对固定相和移动相的亲和作用不同而相互分离的。只不过吸附色谱中的固定相是固体（即吸附剂），而分配色谱的固定相则是液体溶剂，且该溶剂需固定在一种被称作"支持剂"的固体物质上。两种色谱法的移动相均为液体。

分配色谱中的支持剂是指无吸附作用，用来固定一种溶剂的物质，即起支持固定相的作用，又称担体、载体。常用支持剂有硅胶、硅藻土、纤维素等。若硅胶的含水量达 17％以上时，无吸附作用，不能再做吸附剂使用，可作为分配色谱中的支持剂。

分配色谱法有正相和反相分配色谱之分。在正相分配色谱中，流动相的极性小于固定相的极性，主要用于分离极性大和中等极性的分子型物质；在反相分配色谱中，流动相的极性大于固定相的极性，主要用于分离非极性和中等极性的各类分子型化合物。反相色谱法是应用最为广泛的色谱法。

2. 纸色谱

纸色谱是分配色谱的一种，它是以滤纸为支持剂，以纸上所含的水分为固定相的分配色谱。当展开剂在滤纸上移行时，样品就在移动相（展开剂）和水相中反复分配，由于各成分在两相中的分配系数不同，导致在纸上的移动速度和移动距离不同而相互分离。与薄层色谱一样，用 R_f 值表示各成分展开后在纸面上的相对位置。若成分极性大，在固定相（水）中分配的量就多，在移动相中分配的量就少，在纸上移动速度就慢，走的距离也越短，R_f 值越小。

纸色谱的操作步骤包括点样、展开、显色以及比移值的计算，其操作与吸附薄层色谱的操作基本相同，但不能用腐蚀性的显色剂。

三、凝胶过滤色谱

凝胶过滤色谱原理主要是分子筛作用，根据凝胶的孔径和被分离化合物分子的大小而达到分离目的。凝胶是具有多孔隙网状结构的固体物质，被分离物质的分子大小不同，它们能够进入到凝胶内部的能力不同，当混合物溶液通过凝胶柱时，比凝胶孔隙小的分子可以自由进入凝胶内部，而比凝胶孔隙大的分子不能进入凝胶内部，只能通过凝胶颗粒间隙。因此移动速度有差异，分子大的物质不被迟滞（排阻），保留时间则较短，分子小的物质由于向孔隙沟扩散，移动被滞留，保留时间则较长，而达到分离（见图2-13）。

12. 凝胶过滤

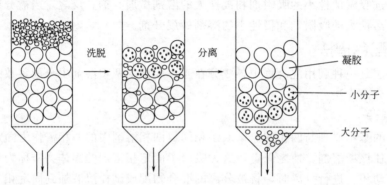

图 2-13　凝胶过滤色谱示意图

商品凝胶的种类很多，常用的是葡聚糖凝胶、羟丙基葡聚糖凝胶。

四、离子交换色谱

离子交换树脂法是利用离子交换树脂上的功能基能在水溶液中与溶液的其他离子进行可逆性交换的性质，以离子交换树脂作为固定相，使混合成分中离子型与非离子型物质或具有不同解离度的离子化合物得到分离的一种色谱方法。常用于分离具有解离能力的酸性、碱性及两性化合物，如生物碱、氨基酸、有机酸、酚类等中药成分。

1. 基本原理

离子交换树脂是一类含有解离性功能基团的特殊高分子化合物，一般呈球状或无定形粒状。根据其所含解离性功能基团的不同，可分为阳离子交换树脂和阴离子交换树脂两类；在水溶液中，阳离子交换树脂能通过—SO_3H、—$COOH$或酚羟基中解离的H^+与溶液中的阳离子进行可逆性交换；阴离子交换树脂能通过伯、仲、叔、季氨基中解离的OH^-与溶液中的阴离子进行可逆性交换。

若以 R 代表离子交换树脂的母体，则其色谱分离的基本原理可表示为：

阳离子交换树脂　$RSO_3^- H^+ + Na^+ Cl^- \rightleftharpoons RSO_3^- Na^+ + H^+ Cl^-$

阴离子交换树脂　$RN^+ OH^- + Na^+ Cl^- \rightleftharpoons RN^+ Cl^- + Na^+ OH^-$

2. 离子交换树脂的选择

具体选择离子交换树脂时，应综合考虑被分离物质所带电荷种类及其解离能力强弱、分子的大小与数量。若被分离物质带正电荷（如生物碱盐或无机阳离子），选择阳离子交换树脂；若带负电荷（如有机酸或无机阴离子），则选择阴离子交换树脂。若被分离物质的解离能力强，酸碱性强，易与离子交换树脂进行可逆性交换，易被吸附，则选用弱酸型或弱碱型离子交换树脂，以免洗脱和再生困难；反之则选择强酸型或强碱型离子交换树脂。若被分离物质的分子量大，选择低交联度的树脂；若分子量小，则选择交联度高的树脂，以便使离子易于扩散与交换。

五、大孔树脂色谱

大孔树脂是一类没有可解离基团，具有多孔结构，不溶于水的固体高分子物质。它可以通过物理吸附有选择地吸附有机物质而达到分离的目的，是继离子交换树脂之后发展起来的一类新型分离材料。一般来说，大孔树脂的色谱行为具有反相的性质。被分离物质的极性越大，其 R_f 值越大，反之 R_f 值越小。对洗脱剂而言，极性大的溶剂洗脱能力弱，而极性小的溶剂则洗脱能力强，故大孔树脂在水中的吸附性强。实际工作中，常先将欲分离的混合物的水溶液通过大孔树脂柱后，依次用水、浓度由低到高的含水甲（乙）醇溶液、甲（乙）醇洗脱，可将混合物分离成若干组分。近年来，大孔吸附树脂色谱被引进应用于中药有效成分或有效部位的分离富集。它具有选择性好、机械强度高、再生处理方便、吸附速度快等特点。根据骨架材料是否带功能基团，大孔吸附树脂可分为非极性、中等极性与极性三类。由于大孔吸附树脂的孔度、孔径、比表面积及构成类型不同而具有许多型号，其性质各异，在应用时需根据具体情况进行选择。

目标检测

一、单项选择题

1.连续回流提取法与回流提取法比较，其优越性是（　　）。
A.节省时间且效率高　　　　　　　B.节省溶剂且效率高
C.受热时间短　　　　　　　　　　D.提取量较大

2.对于含挥发性成分的药材进行水提取时，应采取的方法是（　　）。
A.回流提取法　　　　　　　　　　B.先水蒸气蒸馏再煎煮
C.煎煮法　　　　　　　　　　　　D.浸渍

3.纸色谱属于分配色谱，固定相为（　　）。
A.纤维素　　　　　　　　　　　　B.滤纸所含的水
C.展开剂中极性较大的溶液　　　　D.水

4.化合物在进行薄层色谱时，常碰到两边斑点 R_f 值大，中间 R_f 值小，其原因是（　　）。
A.点样量不一　　　　　　　　　　B.色谱板铺得不均匀
C.边缘效应　　　　　　　　　　　D.色谱缸底部不平整

5.氧化铝适于分离（　　）。
A.酸性成分　　　　B.苷类　　　　C.中性成分　　　　D.碱性成分

6.有效成分是指（　　）。
A.需要提取的成分　　　　　　　　B.含量高的化学成分
C.具有某种生物活性或治疗作用的成分　　D.主要成分

7. 与水不相混溶的极性有机溶剂是（　　　）。

A. EtOH　　　　　　B. MeOH　　　　　　C. Me$_2$CO　　　　　　D. n-BuOH

8. 比水重的亲脂性有机溶剂是（　　　）。

A. CHCl$_3$　　　　　　B. 苯　　　　　　C. Et$_2$O　　　　　　D. 石油醚

9. 从药材中依次提取不同的极性成分，应采取的溶剂极性顺序是（　　　）。

A. 水→EtOH→EtOAc→Et$_2$O→石油醚

B. 石油醚→Et$_2$O→EtOAc→EtOH→水

C. 石油醚→水→EtOH→Et$_2$O

D. Et$_2$O→水→石油醚→EtOH

二、多项选择题

1. 中药水提取液中可能含有（　　　）。

A. 生物碱盐　　　　B. 苷类　　　　　　C. 鞣质　　　　　　D. 挥发油

E. 蛋白质

2. 用溶剂法从中药中提取化学成分的方法有（　　　）。

A. 水蒸气蒸馏法　　B. 渗漉法　　　　　C. 煎煮法　　　　　D. 升华法

E. 两相溶剂萃取法

3. 对植物细胞壁穿透力强的溶剂是（　　　）。

A. 乙醚　　　　　　B. 乙酸乙酯　　　　C. 水　　　　　　　D. 乙醇

E. 苯

4. 能与水分层的溶剂是（　　　）。

A. 乙醚　　　　　　B. 丙酮　　　　　　C. 甲醇　　　　　　D. 乙醇

E. 正丁醇

5. 下列方法中能始终保持良好浓度差的是（　　　）。

A. 浸渍法　　　　　B. 渗漉法　　　　　C. 煎煮法　　　　　D. 回流提取法

E. 连续回流提取法　　　　　　　　F. 水蒸气蒸馏法

三、思考题：

1. 写出常用溶剂种类。

2. 溶剂提取法选择溶剂的依据是什么？

3. 水蒸气蒸馏法主要用于哪些成分的提取？

第二篇 中药成分制备技术

第三章
生物碱类成分的制备

知识目标

① 掌握生物碱提取分离有关的理化性质和重要提取分离方法的原理；
② 熟悉生物碱的组成、性质和检识；
③ 了解生物碱类化学成分的分布情况和生物活性。

能力目标

①学会制备生物碱类化学成分及进行理化鉴定操作；
②学会生物碱类化学成分的色谱检识操作。

生物碱指来源于生物界（主要是植物界）的一类含氮有机化合物。大多有较复杂的环状结构，氮原子结合在环内；多呈碱性，可与酸成盐。生物碱主要分布于植物界，绝大多数存在于高等植物的双子叶植物中，已知存在于 50 多个科的 120 多个属中。在植物体内，少数碱性极弱的生物碱以游离态存在，如酰胺类生物碱。有一定碱性的生物碱多以有机酸盐形式存在，如柠檬酸盐、草酸盐、酒石酸盐、琥珀酸盐等。少数以无机酸盐形式存在，如盐酸小檗碱、硫酸吗啡等。生物碱在生物体中的存在部位和含量往往差别很大，一般来说，含量在千分之一以上即为高含量。

生物碱多具有显著而特殊的生物活性。如吗啡、延胡索乙素具有镇痛作用；阿托品具有解痉作用；麻黄碱有止咳平喘作用；奎宁有抗疟作用；苦参碱、氧化苦参碱等有抗心律失常作用；小檗碱、苦参生物碱有抗菌消炎作用。

第一节　认识生物碱

一、结构与分类

生物碱的分类方法目前不尽相同，有按植物来源分类，如黄连生物碱、苦参生物碱等。较多的按化学结构类型分类，如吡啶类生物碱、异喹啉类生物碱等。生物碱的部分结构类型及实例见表3-1。

表 3-1　生物碱的部分结构类型及实例

结构类型	基本结构	活性成分实例
吡咯烷类	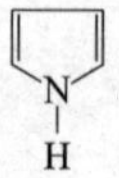 吡咯 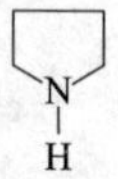　四氢吡络	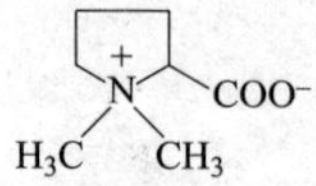 水苏碱 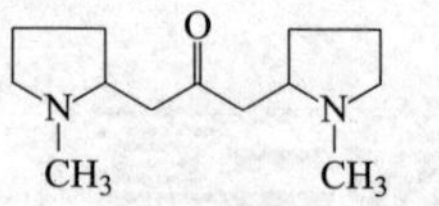　红古豆碱
吡咯里西啶类	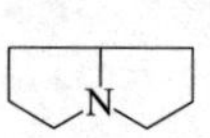 吡咯里西啶	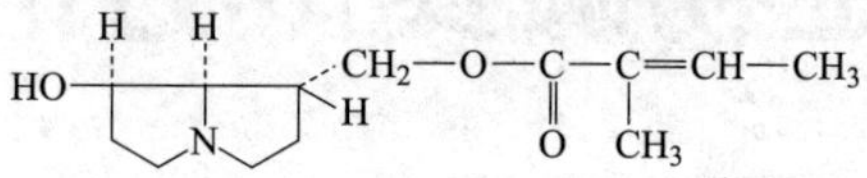 大叶千里光碱
吲哚类	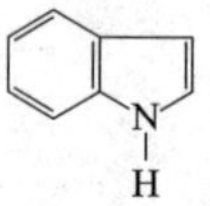 吲哚	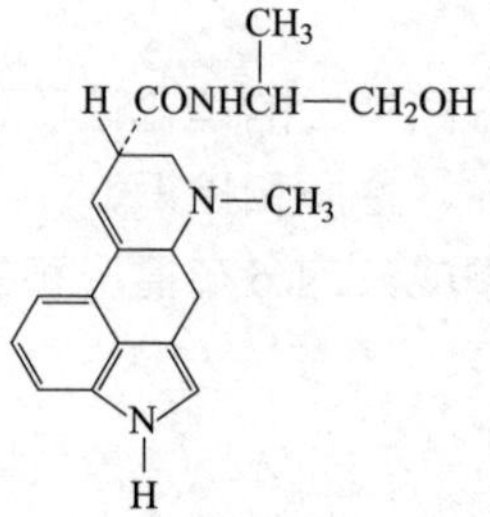 麦角新碱 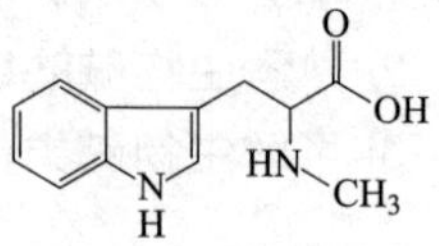　相思豆碱
吡啶类	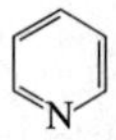 吡啶 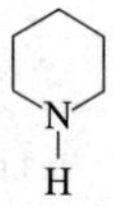　哌啶	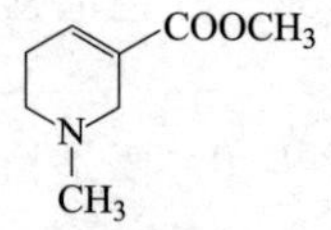 槟榔碱 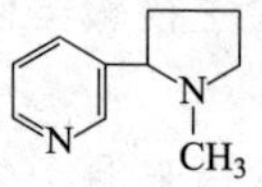　烟碱
喹啉类	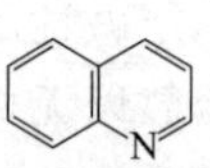 喹啉	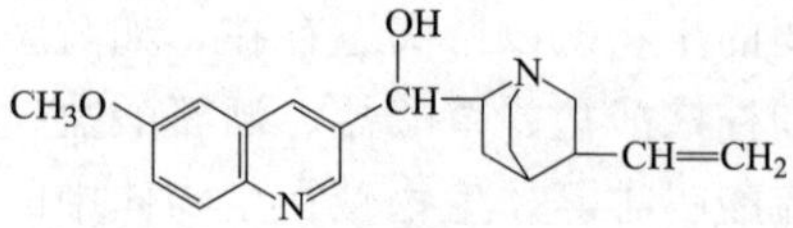 奎宁
异喹啉类	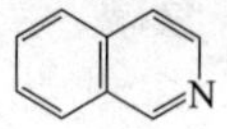 异喹啉	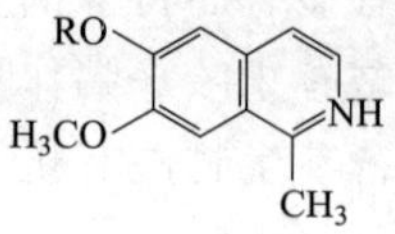 萨苏林 R＝H　萨苏里丁　R＝CH₃

续表

结构类型	基本结构	活性成分实例
喹诺里西啶类	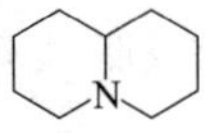 喹诺里西啶	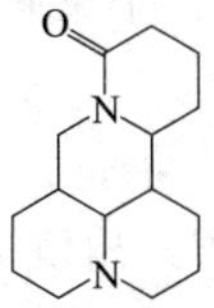 苦参碱 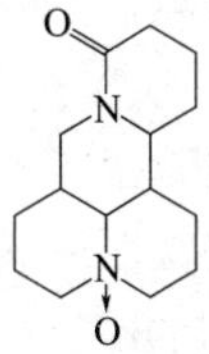　　氧化苦参碱
莨菪烷类	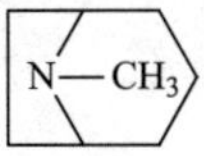 莨菪烷	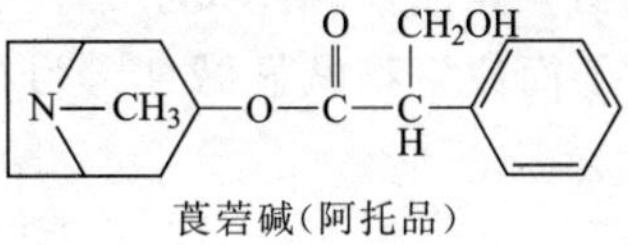 莨菪碱（阿托品）
吗啡烷类	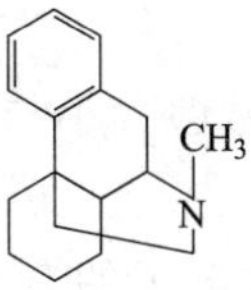	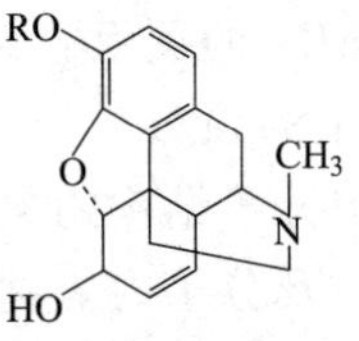 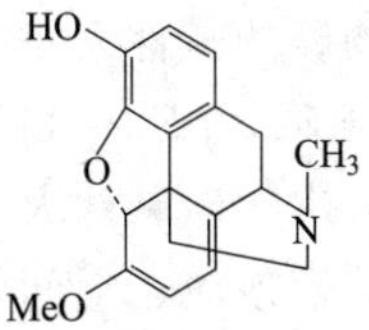 R＝H 吗啡　　蒂巴因 R＝CH₃ 可待因
有机胺类		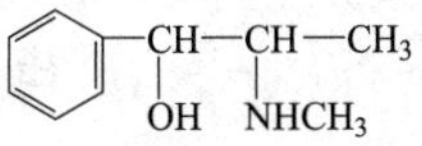 麻黄碱

二、理化性质

1. 物理性质

性状　生物碱多数为结晶形固体，少数为非晶形粉末；个别为液体，如烟碱、槟榔碱等。生物碱多具苦味，少数呈辛辣味，成盐后较游离者味更大。生物碱一般无色或白色，少数有颜色，如小檗碱呈黄色等。少数液体状态及个别小分子固体生物碱如麻黄碱、烟碱等具挥发性，可用水蒸气蒸馏提取。咖啡因等个别生物碱具有升华性。L-莨菪碱的散瞳作用比 D-莨菪碱大 100 倍。去甲乌药碱仅左旋体具强心作用。

溶解性　影响生物碱溶解性的因素很多，如氮原子的存在状态、分子中极性基团的有无及多少、溶剂种类等。大多数生物碱的溶解性符合一般规律，但也有一些生物碱的溶解性较特殊。现分述如下。

（1）游离生物碱

① 亲脂性生物碱　大多数叔胺碱和仲胺碱为亲脂性，一般能溶于有机溶剂，尤其易溶于亲脂性有机溶剂，如苯、乙醚、氯仿，特别易溶于氯仿。溶于酸水，不溶或难溶于水和碱水。

② 亲水性生物碱　主要指季铵碱和某些含氮氧化物的生物碱。这些生物碱可溶于水、甲醇、乙醇，难溶于亲脂性有机溶剂。某些生物碱如麻黄碱、苦参碱、氧化苦参碱、东莨菪

碱、烟碱等有一定程度的亲水性，可溶于水、醇类，也可溶于亲脂性有机溶剂。

③ 具特殊官能团的生物碱　具酚羟基或羧基的生物碱称为两性生物碱（具酚羟基者常称为酚性生物碱），如吗啡、小檗胺、槟榔次碱等，这些生物碱既可溶于酸水，也可溶于碱水溶液。

（2）生物碱盐　一般易溶于水，可溶于醇类，难溶于亲脂性有机溶剂。生物碱在酸水中成盐溶解，调碱性后又游离析出沉淀。

2. 化学性质

碱性是生物碱最重要的化学性质，也是提取、分离和结构鉴定的理论依据。

（1）生物碱碱性及碱性大小的表示方法　生物碱分子中氮原子上的孤电子对，能给出电子或接受质子而使生物碱显碱性。目前，生物碱碱性大小统一用 pK_a 表示，pK_a 越大，碱性越强。

$$B + H_2O \rightleftharpoons BH^+ + OH^-$$
$$\text{碱}\quad\text{酸}\quad\ \ \text{共轭酸}\ \ \text{共轭碱}$$

生物碱的碱性大小与 pK_a 的关系：$pK_a < 2$ 为极弱碱，$pK_a = 2 \sim 7$ 为弱碱，$pK_a = 7 \sim 11$ 为中强碱，$pK_a = 11$ 以上为强碱。

（2）生物碱碱性大小与分子结构的关系　生物碱的碱性大小与氮原子的杂化方式、诱导效应、共轭效应、空间效应及分子内氢键形成等有关。

① 氮原子的杂化方式　生物碱分子中氮原子上孤对电子的杂化方式有三种形式，其碱性强弱随杂化程度的升高而增强，即 $sp^3 > sp^2 > sp$。在杂化轨道中，p 电子因活动性大而易供给电子，故 p 成分比例大，碱性强。如四氢异喹啉（$pK_a = 9.5$）为 sp^3 杂化；吡啶（$pK_a = 5.17$）和异喹啉（$pK_a = 5.4$）均为 sp^2 杂化；季铵碱的碱性强（$pK_a = 11.5$ 以上）则是因羟基以负离子形式存在，类似无机碱。

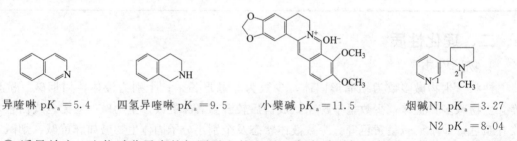

异喹啉 $pK_a = 5.4$　　四氢异喹啉 $pK_a = 9.5$　　小檗碱 $pK_a = 11.5$　　烟碱 N1 $pK_a = 3.27$
　　　　　　　　　　　　　　　　　　　　　　　　　　　　　　　　　　　　　　N2 $pK_a = 8.04$

② 诱导效应　生物碱分子中的氮原子上的电子云密度受到氮原子附近供电基（如烷基）和吸电基（如各类含氧基团、芳环、双键）诱导效应的影响。供电诱导使氮原子上电子云密度增加，碱性增强；吸电诱导使氮原子上电子云密度减小，碱性降低。如麻黄碱的碱性（$pK_a = 9.58$）强于去甲麻黄碱（$pK_a = 9.00$），即是由于麻黄碱氮原子上的甲基供电诱导的结果。而二者的碱性弱于苯异丙胺（$pK_a = 9.80$），则因前二者氨基碳原子的邻位碳上羟基吸电诱导的结果。

麻黄碱　　　　　　去甲麻黄碱　　　　　苯异丙胺

③ 共轭效应　氮原子上的孤对电子处于 p-π 共轭体系时，碱性减弱。如苯胺的碱性比环己胺弱得多；吡咯以及具有酰胺结构的生物碱如胡椒碱、秋水仙碱、咖啡碱，碱性则极弱。

吡咯 $pK_a=0.4$　　苯胺 $pK_a=4.58$　　环己胺 $pK_a=10.14$　　胡椒碱 $pK_a=1.42$

此外，影响生物碱碱性强弱的因素还有空间效应、氢键效应等。仲胺的碱性大于叔胺（如麻黄碱的碱性大于甲基麻黄碱）、莨菪碱的碱性大于东莨菪碱即是空间效应使碱性减弱所致；而伪麻黄碱的碱性大于麻黄碱则是氢键效应影响的结果。

莨菪碱 $pK_a=9.65$　　　　　　东莨菪碱 $pK_a=7.50$

第二节　生物碱类成分的制备技术

一、提取技术

1.水或酸水提取法

具有一定碱性的生物碱在植物体内都以盐的形式存在，故可选用水或酸水提取。常用无机酸水提取，以便将生物碱有机酸盐置换成无机酸盐，增大溶解度。

酸水提取法常用 0.1%～1% 的硫酸、盐酸或乙酸、酒石酸溶液作为提取溶剂，采用浸渍法或渗漉法提取。个别含淀粉少者可用煎煮法。酸水提取的优点是使生物碱的大分子有机酸盐变为小分子无机酸盐，增大在水中的溶解度，且提取方法比较简便。但此法的主要缺点是提取液体积较大，浓缩困难，而且水溶性杂质多。故用酸水提取后，一般可采用下列纯化和富集生物碱的方法。

（1）阳离子树脂交换法　生物碱盐在水中可解离出生物碱阳离子，能和阳离子交换树脂发生离子交换反应，被交换到树脂上。操作时将总碱的酸水液通过强酸型阳离子交换树脂柱，使酸水中生物碱阳离子与树脂上的阳离子进行交换，用生物碱沉淀反应检查交换是否完全。交换完全后，用中性水或乙醇洗除柱中的杂质。树脂用氨水碱化，使生物碱从树脂上游离出来，再将树脂用有机溶剂回流洗脱。洗脱液浓缩后即可得到游离的总生物碱。其反应过程如下：

$$BH^+Cl^- \longrightarrow BH^+ + Cl^-$$

生物碱盐酸盐　　生物碱阳离子

$$R^-H^+ + BH^+ \longrightarrow R^-BH^+ + H^+$$

注：R 代表型阳离子交换树脂，B 代表游离生物碱

这种处理方法所得到的生物碱纯度高，有机溶剂用量少，离子交换树脂再生后可反复使用。

（2）有机溶剂萃取法　将酸水提取液碱化，生物碱游离后，如沉淀，过滤即得；如不沉淀，以适当亲脂性有机溶剂萃取，回收溶剂，即得总生物碱。

2. 醇类溶剂提取法

游离生物碱或其盐均可溶于甲醇、乙醇，可用醇回流或渗漉、浸渍。醇提取的优点是对不同碱性生物碱或其盐均可选用，另外水溶性杂质如多糖、蛋白质较少提出。但其缺点是脂溶性杂质多。可配合酸水-碱化-萃取法处理去除。具体方法是醇提取液回收醇后加稀酸水搅拌，放置，滤过，溶液调碱性后以适合的亲脂性有机溶剂萃取，回收溶剂即得总生物碱。

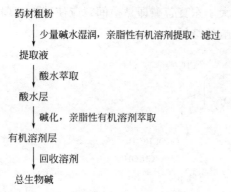

药材粗粉
↓ 少量碱水湿润，亲脂性有机溶剂提取，滤过
提取液
↓ 酸水萃取
酸水层
↓ 碱化，亲脂性有机溶剂萃取
有机溶剂层
↓ 回收溶剂
总生物碱

图 3-1　亲脂性有机溶剂提取的一般工艺流程

3. 亲脂性有机溶剂提取法

大多数游离生物碱都是亲脂性的，故可用氯仿、苯、乙醚以及二氯甲烷等提取游离生物碱。可采用浸渍、回流或连续回流法提取。但一般要将药材用少量碱水湿润后提取，以便使生物碱游离，也可增加溶剂对植物细胞的穿透力。

以亲脂性有机溶剂提取的一般工艺流程如图 3-1：

本提取法的主要优点是水溶性杂质少，按上述工艺流程脂溶性杂质又可经酸水萃取除去。主要缺点为溶剂价格高，安全性差，而且对设备要求严格，以防溶剂泄漏。

另外，挥发性生物碱如麻黄碱可用水蒸气蒸馏法提取。可升华的生物碱如咖啡碱可用升华法提取。

二、分离技术

1. 不同类别生物碱的分离

上述方法提取得到的总生物碱，是多种生物碱的混合物，需要进一步分离。一般先将总碱进行初步分离，然后再根据溶解性、酸碱性和极性等差异进行单体分离。分离流程如图 3-2。

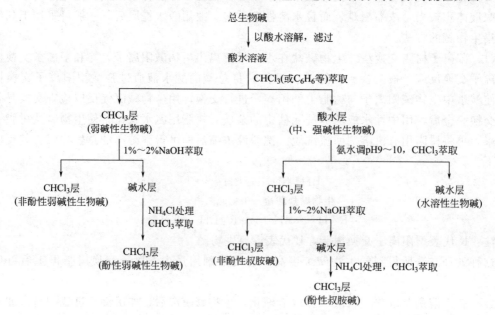

图 3-2　不同类别生物碱的分离流程

2.利用生物碱的碱性差异进行分离

总生物碱中各单体生物碱的碱性往往不同，可用 pH 梯度萃取法进行分离。具体方法有两种。

（1）向总生物碱的酸水液中逐步加碱调 pH 值由低到高，每加一次碱均用有机溶剂（$CHCl_3$）萃取一次，则生物碱将按碱性由弱到强的顺序先后被萃取出（因弱碱盐比强碱盐更易转变为游离碱）。

（2）向总生物碱的 $CHCl_3$ 液中逐步加稀酸调 pH 由高到低，则生物碱将按碱性由强至弱的顺序先后以盐的形式被酸水萃取出（因强碱比弱碱更易与酸成盐）。

3.利用生物碱或生物碱盐溶解度的差异进行分离

总生物碱中各单体的极性不同，对有机溶剂的溶解度可能有差异，可利用这种差异来分离生物碱。如苦参中苦参碱和氧化苦参碱的分离，可利用苦参总碱中氧化苦参碱极性稍大，难溶于乙醚，而苦参碱可溶于乙醚的性质，将苦参总碱溶于氯仿，再加入 10 倍量以上乙醚，氧化苦参碱即可析出沉淀。

不同生物碱与不同酸生成的盐溶解性可能不同，也可以利用这种差异来分离生物碱或其盐。如用溶剂法从麻黄中提取分离麻黄碱、伪麻黄碱，即利用二者草酸盐的水溶性不同，提取后经处理得到的甲苯溶液，经草酸溶液萃取后浓缩，草酸麻黄碱溶解度小而析出结晶，草酸伪麻黄碱溶解度大而留在母液中。

4.利用生物碱特殊官能团进行分离

有些生物碱的分子中含有酚羟基（如吗啡）或羧基，也有少数含内酰胺键或内酯结构（如喜树碱）。这些基团或结构能发生可逆性化学反应，故可用于分离。

酚性生物碱在碱性条件下成盐溶于水，可与一般生物碱分离。如在阿片生物碱中，吗啡具酚羟基而可待因则无酚羟基，用氢氧化钠溶液处理，吗啡成盐溶解而可待因沉淀可将二者分离。

内酯或内酰胺结构的生物碱可在碱性水溶液中加热皂化开环生成溶于水的羧酸盐而与其他生物碱分离，在酸性条件下又环合成原生物碱而沉淀。

5.利用色谱法进行分离

用上述方法仍不能达到分离目的时，多用吸附柱色谱分离，选用氧化铝或硅胶作吸附剂，用苯、氯仿和乙醚等有机溶剂为洗脱剂。对于组分较多的生物碱，需反复操作才能达到较好的分离效果。

三、水溶性生物碱的分离

水溶性生物碱主要指季铵碱，其分离一般可用下述方法。

1.沉淀法

利用季铵型生物碱与雷氏铵盐沉淀试剂生成雷氏复盐，难溶于水而沉淀析出，将季铵型生物碱从碱水层中提取出来。

操作过程是将季铵型生物碱的水溶液调 pH 至酸性，加入新配制的雷氏铵盐饱和水溶液至不再有沉淀生成，滤过，取沉淀用少量水洗涤后加丙酮溶解，滤过，向滤液中加入硫酸银饱和水溶液，形成雷氏银盐沉淀，滤过。滤液中加入计算量的氯化钡溶液，滤除沉淀，最后滤液水溶性生物碱可用沉淀试剂使之从水溶液中沉淀出来，与留在滤液中的水溶性杂质分离，以获得纯度较高的水溶性生物碱或其盐。

用雷氏铵盐纯化水溶性生物碱的化学反应式如下：

$$B^+ + NH_4[Cr(NH_3)_2(SCN)_4] \longrightarrow B[Cr(NH_3)_2(SCN)_4]\downarrow$$

$$2B[Cr(NH_3)_2(SCN)_4] + Ag_2SO_4 \longrightarrow B_2SO_4 + 2Ag[Cr(NH_3)_2(SCN)_4]\downarrow$$

$$Ag_2SO_4 + BaCl_2 \longrightarrow 2AgCl\downarrow + BaSO_4\downarrow$$

$$B_2SO_4 + BaCl_2 \longrightarrow 2BCl + BaSO_4\downarrow$$

注：B代表季铵生物碱

2. 溶剂法

利用水溶性生物碱能够溶于极性较大而又能与水分层的有机溶剂（如正丁醇、异戊醇或氯仿-甲醇的混合溶剂等）的性质，用这类溶剂与含水溶性生物碱的碱水液反复萃取，使水溶性生物碱与强亲水性的杂质得以分离。

第三节　生物碱类成分的检识技术

一、理化检识

在生物碱的预试、提取、分离和结构鉴定中，常常需要一种简便的检识方法。最常用的是生物碱的沉淀反应和显色反应。

1. 生物碱的沉淀反应

生物碱的沉淀反应是利用大多数生物碱在酸性条件下，与某些沉淀剂反应生成弱酸不溶性复盐或络合物沉淀。生物碱沉淀试剂的种类见表3-2。

表3-2　生物碱沉淀试剂的种类

试剂名称	组成	反应特征
碘化物复盐类：		
碘-碘化钾试剂	$KI \cdot I_2$	红棕色沉淀
碘化汞钾试剂	K_2HgI_4	类白色沉淀
碘化铋钾试剂	$KBiI_4$	黄至橘红色沉淀
重金属盐类：		
硅钨酸试剂	$SiO_2 \cdot 12WO_3 \cdot nH_2O$	淡黄或灰白色沉淀
磷钼酸试剂	$H_3PO_4 \cdot 12MO_3 \cdot 2H_2O$	白色或黄褐色沉淀
磷钨酸试剂	$H_3PO_4 \cdot 12WO_3 \cdot 2H_2O$	白色或黄褐色沉淀
大分子酸类：		
苦味酸试剂		黄色结晶
苦酮酸试剂		黄色结晶
其他：		
雷氏铵盐试剂	$NH_4[Cr(NH_3)_2(SCN)_4]$	红色沉淀或结晶

生物碱沉淀反应阳性结果的判断：

（1）阳性结果的判断 为了检识的准确性，一般选用三种以上的沉淀试剂进行反应，如果均有生物碱的沉淀反应，可判断为阳性结果。

（2）需要注意的问题

① 极少数生物碱不能与一般生物碱沉淀试剂产生反应。如麻黄碱、咖啡碱与多数生物碱沉淀试剂不能发生反应，因而只能用其他检识反应鉴别。

② 中药中有些非生物碱类物质也能与生物碱沉淀试剂产生沉淀反应，如蛋白质、多糖、氨基酸、鞣质等。因此制备供试品溶液时，需要净化处理除去这些物质，避免其干扰而导致错误的结论。

2. 生物碱的显色反应

某些试剂能与个别生物碱反应生成不同颜色溶液，这些试剂称为生物碱显色试剂。显色反应用于生物碱的检识和区别个别生物碱。生物碱显色试剂的种类见表3-3。

表 3-3 生物碱显色试剂的种类

试剂名称	试剂组成	颜色特征
Macquis 试剂	含少量甲醛的浓硫酸	吗啡紫红色
Frohde 试剂	1％钼酸钠（铵）的浓硫酸溶液	小檗碱棕绿色
Mandelin 试剂	1％钒酸铵的浓硫酸溶液	莨菪碱红色

二、色谱检识

生物碱的色谱检识方法在中药研究和实际工作中应用很广泛，常用的有薄层色谱法、纸色谱法、高效液相色谱法和气相色谱法等。

1. 薄层色谱

（1）吸附薄层色谱法 吸附剂常用硅胶和氧化铝。硅胶本身显弱酸性，直接用于分离和检识生物碱时，与碱性强的生物碱可形成盐而使斑点的 R_f 值很小，或出现拖尾，或形成复斑，影响检识效果。为了避免出现这种情况，在涂铺硅胶薄层时可加稀碱溶液制成碱性硅胶薄层；或者使色谱过程在碱性条件下进行，即在展开剂中加入少量碱性试剂，如二乙胺、氨水等。氧化铝的吸附性能较硅胶强，其本身显弱碱性，不经处理便可用于分离和检识生物碱，一般较常用。

薄层展开后，有色生物碱可直接观察斑点；具有荧光的生物碱在紫外光下显示荧光斑点；绝大多数生物碱的薄层色谱可用改良碘化铋钾试剂显色，显示橘红色斑点。应注意有些生物碱与改良碘化铋钾试剂不显色，可选择某些特殊显色剂。

（2）分配薄层色谱法 当用硅胶或氧化铝吸附薄层色谱法检识生物碱效果不理想时，可考虑用分配薄层色谱法。特别是用于分离有些结构十分相近的生物碱，可获得满意的效果。支持剂通常选用硅胶或纤维素粉。对于脂溶性生物碱的分离，固定相多选甲酰胺。展开剂（流动相）的选择应依被分离生物碱的极性不同而不同。

2. 纸色谱

纸色谱属于分配色谱，生物碱的纸色谱多为正相分配色谱。其色谱条件亦类似于薄层正相分配色谱，常用于水溶性生物碱、生物碱盐和亲脂性生物碱的分离检识。

3. 高效液相色谱

高效液相色谱（HPLC）法广泛应用于生物碱的分离检识。有些无法用薄层色谱或纸色谱分离检识的生物碱，能够通过高效液相色谱法获得满意的分离效果。

生物碱的高效液相分析可采用分配色谱法、吸附色谱法、离子交换色谱法等。其中以分配色谱法中的反相色谱法应用较多。可根据生物碱的性质和不同的色谱方法选择相应的固定相。由于生物碱具碱性，故通常使用的流动相偏碱性为好。

另外，具有挥发性的生物碱可用气相色谱法检识，如麻黄生物碱、烟碱等。

第四节　生物碱类成分制备实例

实例一　麻黄中生物碱类成分的制备

麻黄为麻黄科植物草麻黄、木贼麻黄和中麻黄的干燥草质茎，为常用重要中药。麻黄味辛、苦，性温；具有发汗、平喘、利水等作用。主治风寒感冒，发热无汗，咳喘，水肿等症。药理实验表明，麻黄碱有收缩血管、兴奋中枢神经等作用；伪麻黄碱有升压、利尿作用；甲基麻黄碱有舒张支气管平滑肌作用等。

一、麻黄中的主要成分及性质

麻黄中含有多种生物碱，以麻黄碱和伪麻黄碱为主，前者占总生物碱的 $40\% \sim 90\%$；其次是少量的甲基麻黄碱、甲基伪麻黄碱和去甲基麻黄碱、去甲基伪麻黄碱。它们的结构如下：

L-麻黄碱（1R，2S）	R＝H，R′＝CH₃	L-麻黄碱
D-伪麻黄碱（1S，2S）	R＝R′＝CH₃	L-甲基麻黄碱
	R＝R′＝H	L-去甲基麻黄碱

D-伪麻黄碱
D-甲基伪麻黄碱
D-去甲基伪麻黄碱

麻黄碱和伪麻黄碱为无色结晶，两者皆有挥发性。游离的麻黄生物碱可溶于水，但伪麻黄碱在水中的溶解度较麻黄碱小。这是由于伪麻黄碱形成较稳定的分子内氢键的缘故。麻黄碱和伪麻黄碱也能溶解于氯仿、乙醚、苯及醇类溶剂中。麻黄碱盐与伪麻黄碱盐的溶解性也不完全相同，如草酸麻黄碱较难溶于水，而草酸伪麻黄碱则易溶于水。

二、麻黄碱和伪麻黄碱的制备

1. 溶剂法

利用麻黄碱和伪麻黄碱既能溶于热水，又能溶于亲脂性有机溶剂的性质，提取二者；利用麻黄碱草酸盐比伪麻黄碱草酸盐在水中溶解度小的差异，使两者得以分离。提取分离流程如图 3-3。

2. 水蒸气蒸馏法

利用麻黄碱和伪麻黄碱在游离状态时具有挥发性，可用水蒸气蒸馏法从麻黄中提取。在蒸馏液中加入适量草酸溶液，使其转变成麻黄碱草酸盐和伪麻黄碱草酸盐。由于两者的草酸盐在水中的溶解度不同，麻黄碱草酸盐从水溶液中析出，伪麻黄碱草酸盐仍留在水中，两者

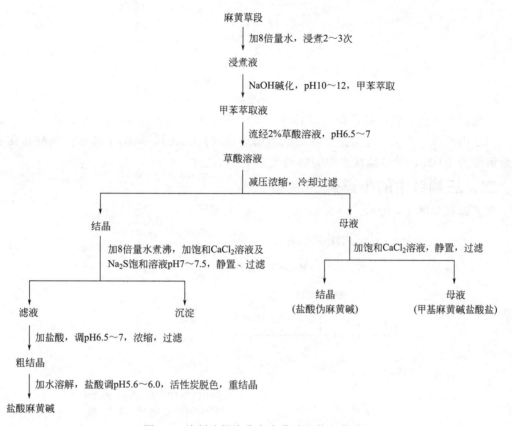

图 3-3　溶剂法提取分离麻黄碱和伪麻黄碱

得以分离。然后再按溶剂提取法操作，将其精制成盐酸麻黄碱和盐酸伪麻黄碱。此法具有设备简单，操作方便且安全，不需使用有机溶剂等优点。但本法需先将麻黄草的煮提液浓缩成浸膏，碱化后再用水蒸气蒸馏法提取。此提取过程加热时间较长，部分麻黄碱被分解产生胺和甲胺，从而影响产品的质量和收率，是其缺点。

3. 离子交换树脂法

利用生物碱盐能够交换到强酸型阳离子树脂柱上，而麻黄碱的碱性较伪麻黄碱弱，故麻黄碱盐不如伪麻黄碱盐稳定，可先从树脂柱上洗脱下来，从而使两者达到分离。此法较多在实验室应用，比较简单，无需特殊设备，只需控制好洗脱液的用量即可使麻黄碱和伪麻黄碱分离。

实例二　三颗针中生物碱类成分的制备

三颗针为小檗科植物拟獴猪刺、小黄连刺、细叶小檗、匙叶小檗等同属数种植物的干燥根，具有清热燥湿、泻火解毒的作用，用于湿热泻痢、黄疸、湿疹、咽痛目赤、耳流脓、痈肿疮毒等。三颗针中主含小檗碱，小檗碱同时也是毛茛科植物黄连中的主要成分，黄连中小檗碱含量较高但资源有限，工业生产上提取小檗碱主要以三颗针、黄柏等为原料。

一、三颗针中的主要成分及性质

三颗针与黄柏、黄连相似，主要含有小檗碱，其次还有药根碱、掌叶防己碱、木兰碱和小檗胺等。其中以小檗碱含量最高，约占10%，具有明显的抗菌作用。

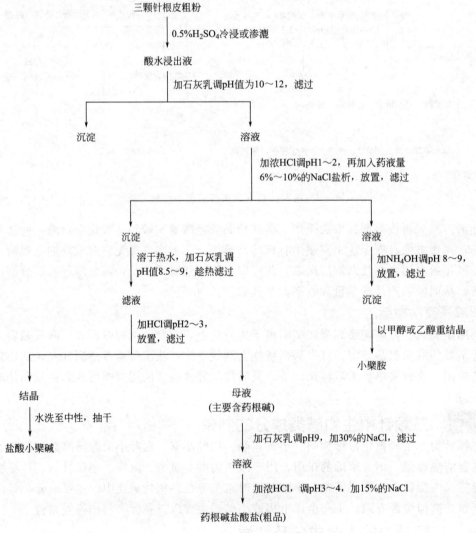

小檗碱

小檗碱为黄色针状结晶，能溶于冷水（1∶20），易溶于热水和热乙醇，难溶于三氯甲烷、苯、丙酮等。小檗碱盐酸盐在水中的溶解度小（1∶500），易溶于沸水；硫酸盐在水中的溶解度为1∶30，磷酸盐在水中的溶解度为1∶15。

二、三颗针中的小檗碱的制备

工艺流程如图3-4所示。

```
                        三颗针根皮粗粉
                             │
                             │ 0.5%H₂SO₄冷浸或渗漉
                             ↓
                          酸水浸出液
                             │
                             │ 加石灰乳调pH值为10～12，滤过
              ┌──────────────┴──────────────┐
              ↓                              ↓
            沉淀                            溶液
                                            │
                                            │ 加浓HCl调pH1～2，再加入药液量
                                            │ 6%～10%的NaCl盐析，放置，滤过
                          ┌─────────────────┴─────────────────┐
                          ↓                                   ↓
                         沉淀                                 溶液
                          │                                   │
                          │ 溶于热水，加石灰乳调               │ 加NH₄OH调pH 8～9，
                          │ pH值8.5～9，趁热滤过               │ 放置，滤过
                          ↓                                   ↓
                         滤液                                 沉淀
                          │                                   │
                          │ 加HCl调pH2～3，                    │ 以甲醇或乙醇重结晶
                          │ 放置，滤过                        ↓
              ┌───────────┴───────────┐                    小檗胺
              ↓                       ↓
            结晶                     母液
              │                 (主要含药根碱)
              │ 水洗至中性，抽干        │
              ↓                     │ 加石灰乳调pH9，加30%的NaCl，滤过
         盐酸小檗碱                   ↓
                                    溶液
                                     │
                                     │ 加浓HCl，调pH3～4，加15%的NaCl
                                     ↓
                               药根碱盐酸盐(粗品)
```

图3-4　三颗针中的小檗碱的制备工艺流程

目标检测

一、单项选择题

1. 生物碱不具有的特点是（　　）。

A. 分子中含 N 原子　　　　　　　　B. N 原子多在环内

C. 具有碱性　　　　　　　　　　　　D. 分子中多有苯环

E. 显著而特殊的生物活性

2. 具有莨菪烷母核的生物碱是（　　）。

A. 甲基麻黄碱　　　B. 小檗碱　　　　C. 阿托品　　　　D. 氧化苦参碱

E. 乌头碱

3. 下列生物碱结构属于（　　）。

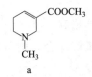

A. 吲哚类　　　　　B. 异喹啉类　　　C. 吡啶类　　　　D. 甾体类

E. 大环类

4. 下列碱性大小顺序（　　）。

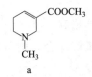

A. a＞b＞c　　　　B. c＞b＞a　　　C. c＞a＞b　　　D. a＞c＞b

E. b＞c＞a

5. 生物碱沉淀反应呈橘红色的是（　　）。

A. 碘化汞钾试剂　　　　　　　　　　B. 碘化铋钾试剂

C. 饱和苦味酸试剂　　　　　　　　　D. 硅钨酸试剂

E. 碘-碘化钾试剂

6. 生物碱酸水提取液常用的处理方法是（　　）。

A. 阴离子交换树脂　　　　　　　　　B. 阳离子交换树脂

C. 硅胶柱色谱吸附　　　　　　　　　D. 大孔树脂吸附

E. 氧化铝柱色谱吸附

7. 水溶性生物碱分离的常用方法是（　　）。

A. 碘化汞钾沉淀法　　　　　　　　　B. 硅钨酸沉淀法

C. 雷氏盐沉淀法　　　　　　　　　　D. 苦味酸沉淀法

E. 碘化铋钾沉淀法

8. 不同碱性的生物碱混合物分离可选用（　　）。

A. 简单萃取法　　　　　　　　　　　B. 酸提取碱沉淀法

C. pH 梯度萃取法　　　　　　　　　D. 有机溶剂回流法

E. 分馏法

9. 麻黄碱和伪麻黄碱的分离是利用（　　　）。

A. 硫酸盐溶解度差异　　　　　　　　B. 草酸盐溶解度差异

C. 硝酸盐溶解度差异　　　　　　　　D. 酒石酸盐溶解度差异

E. 磷酸盐溶解度差异

二、多项选择题

1. 多数生物碱（　　　）。

A. 以结晶形固体、非晶形粉末或液体状态存在

B. 具挥发性

C. 无色

D. 其旋光性不受溶剂、pH 等因素的影响

E. 生理活性与旋光性有关

2. 亲水性生物碱通常指（　　　）。

A. 两性生物碱　　　B. 游离生物碱　　　C. 季铵生物碱　　　D. 仲胺生物碱

E. 具有 N→O 配位键的生物碱

3. 生物碱分子结构与其碱性强弱的关系正确的是（　　　）。

A. 氮原子价电子的 p 电子成分比例越大，碱性越强

B. 氮原子附近有吸电子基团则使碱性增强

C. 氮原子处于酰胺状态则碱性极弱

D. 生物碱的立体结构有利于氮原子接受质子，则其碱性增强

E. 氮原子附近取代基团不利于其共轭酸中的质子形成氢键缔合，则碱性强

4. 用亲脂性有机溶剂提取总生物碱时，一般（　　　）。

A. 先用酸水湿润药材　　　　　　　　B. 先用碱水湿润药材

C. 先用石油醚脱脂　　　　　　　　　D. 用氯仿、苯等溶剂提取

E. 用正丁醇、乙醇等溶剂提取

5. 用吸附柱色谱法分离生物碱常用的吸附剂为（　　　）。

A. 纤维素　　　B. 氧化铝　　　C. 硅胶　　　D. 聚酰胺

E. 硅藻土

6. 硅胶薄层色谱法分离生物碱，为防拖尾可选用（　　　）。

A. 酸性展开剂　　　B. 碱性展开剂　　　C. 中性展开剂　　　D. 氨水饱和

E. 乙酸饱和

三、思考题

1. 常用的生物碱提取、分离的方法是什么？

2. 什么是 pH 梯度法？pH 梯度法的两种方式是什么？主要用途是什么？

第四章
苷类成分的制备

知识目标

① 掌握生物碱提取分离有关的理化性质和重要提取分离方法的原理；
② 熟悉生物碱的组成、性质和检识；熟悉萜的结构分类和性质；
③ 了解生物碱类化学成分的分布情况和生物活性。

能力目标

① 应用苷键的酸水解性，制备苷元及鉴别苷类；
② 能够应用糖和苷的性质，进行化学鉴别和色谱鉴别。

第一节　认识苷类

苷类是糖或糖的衍生物与另一非糖物质通过糖的端基碳原子连接而成的一类化合物，又称为配糖体。苷中的非糖部分称为苷元。

在自然界中，由于各种类型的天然成分均可以和糖结合成苷，因此，苷类的分布广泛，化合物很多，是普遍存在的天然产物，尤以高等植物分布最多。

苷类化合物多具有广泛的生物活性，是很多中草药的有效成分之一。如天麻苷是天麻安神镇静的主要活性成分；三七皂苷是三七活血化瘀的活性成分；强心苷有强心作用；黄酮苷有抗菌、止咳、平喘、扩张冠状动脉血管等作用。

一、结构与分类

1. 苷类的结构

从结构上看，绝大多数的苷类化合物是糖的半缩醛羟基与苷元上羟基脱水缩合，成为具有缩醛结构的物质。苷类在稀酸（如稀盐酸、稀硫酸）或者酶的作用下，苷键可以断裂，水解成为苷元和糖。

$$糖—\boxed{OH + H}O—R \xrightarrow[+H_2O]{-H_2O} 糖—OR \xrightarrow[+H_2O]{H^+} 糖—OH + HOR$$

苷元　　　　　　苷　　　　　　　苷元

苷中的苷元与糖之间的化学键称为苷键。苷元上形成苷键以连接糖的原子，称为苷键原子，也称为苷原子。苷键原子通常是氧原子，也有硫原子、氮原子。

苷类可由单糖和苷元结合而成，也可以是几个单糖聚合成为低聚糖，再和苷元结合成多糖苷。苷类结构中最常见的单糖是 D-葡萄糖，此外，还有 L-阿拉伯糖、D-木糖、D-核糖、D-鸡纳糖等。

2. 苷类的分类

苷的结构类型很多，如依据苷元的结构可分为黄酮苷、蒽醌苷、香豆素苷等；依据苷在植物体内是原本存在的还是次生的，可分为原生苷和次生苷；依据苷元上连接的单糖基数目可分为单糖苷、二糖苷等；依据苷元上连接糖链的位置是一处、二处还是多处，可分为单糖链苷、二糖链苷等；依据苷键原子不同，可分为氧苷、硫苷、氮苷和碳苷，其中氧苷最为常见。苷的结构类型见表 4-1。

表 4-1　苷的结构类型（按苷键原子不同分）

类型	结构特征	活性成分实例
氧苷（O-苷）	① 醇苷　苷元的醇羟基与糖缩合而成的苷	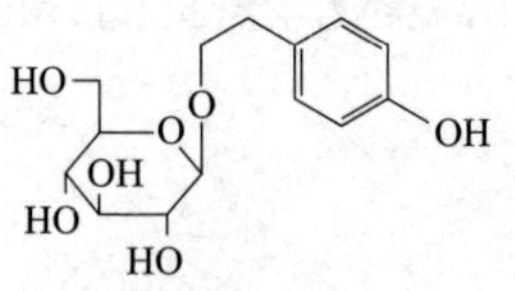 红景天苷
	② 酚苷　苷元分子中的酚羟基与糖脱水而成的苷	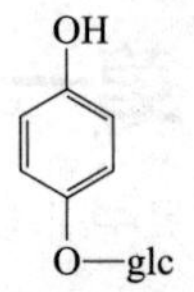 熊果苷 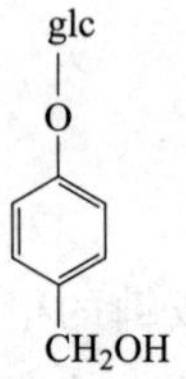　　　　　天麻苷
	③ 酯苷　苷元中羧基与糖缩合而成的苷，其苷键既有缩醛性质又有酯的性质，易为稀酸和稀碱所水解	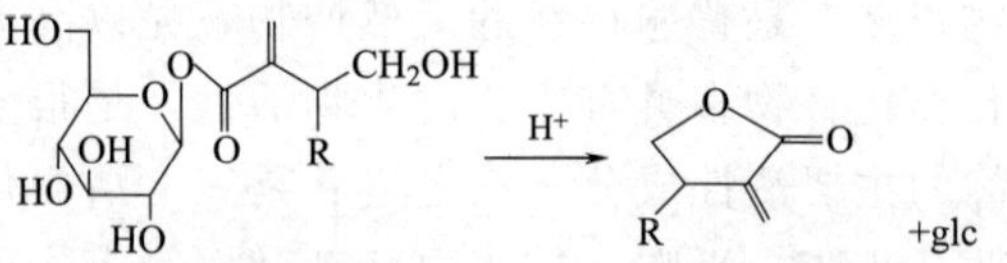 R=H 山慈菇苷 A　　　　R=H 山慈菇内酯 A R=OH 山慈菇苷 B　　　　R=OH 山慈菇内酯 B
硫苷（S-苷）	硫苷可看成是由糖的端基羟基与苷元上的巯基（—SH）脱水缩合而成，形成苷键的原子为硫	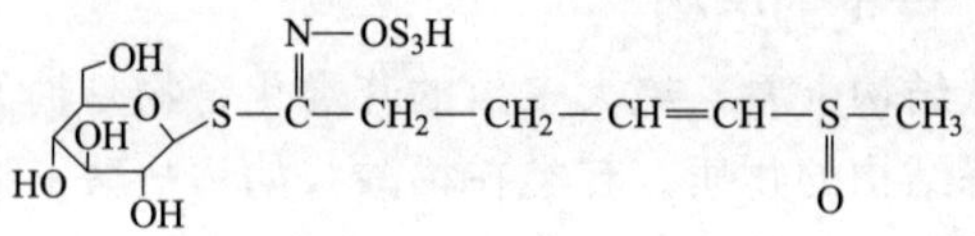 萝卜苷

续表

类型	结构特征	活性成分实例
碳苷 （C-苷）	碳苷是由糖的端基碳直接与苷元上的碳原子相连的苷。如芦荟苷	 牡荆素

二、一般性质

1. 苷类的性状

苷类均为固体，其中糖基少的苷类可能形成具有完好晶形的结晶，含糖基多的苷多是具有吸湿性的无定形粉末状物。苷类是否有颜色取决于苷元部分共轭系统的大小和助色团的存在与否。苷类一般无味或稍具苦味，也有很苦（龙胆苦苷）或很甜的（甜菊苷）。

2. 苷类的旋光性

苷类具有旋光性，多数苷呈左旋。苷类水解后由于生成的糖是右旋的，因而使混合物呈右旋。苷类旋光度的大小与苷元和糖的结构，以及苷元和糖、糖和糖之间的连接方式均有关系。

3. 苷类的溶解性

苷类的溶解性与苷元和糖的结构均有关系。一般而言，苷元是弱亲水性物质而糖是亲水性物质，所以，苷类分子的极性、亲水性随糖基数目的增加而增大。

苷类属于极性较大的物质，在甲醇、乙醇、含水正丁醇等极性大的有机溶剂中有较大的溶解度，一般也能溶于水。但一些由极性较小的大分子苷元（如甾醇、萜醇等）形成的单糖苷，由于糖基所占的比例小，往往可以溶于低极性的有机溶剂（如氯仿等）。苷的糖基增多，极性增大，亲水性增强，在水中的溶解度也就增加。在用不同极性度的溶剂顺次提取中药时，除了挥发油部分、石油醚部分等非极性部分外，在极性小、中等极性、极性大的提取部分中都存在苷类的可能，但主要存在于极性大的部位。

碳苷的溶解性较为特殊，和一般苷类不同，无论是在水还是在其他溶剂中，碳苷的溶解度一般都较小。

4. 苷键的裂解

苷键具有缩醛结构，在稀酸或酶的作用下，苷键可发生断裂，水解成为苷元和糖。苷键的裂解是研究苷类的组成和结构的重要方法。通过苷键的裂解反应将有助于了解苷元的结构、糖的种类和组成，确定苷元与糖、糖与糖之间的连接方式。苷键裂解的方法主要有酸水解、酶水解、碱水解和氧化开裂等。

（1）酸催化水解　苷键易被稀酸催化水解，反应一般在水或稀醇中进行，所用的酸有盐酸、硫酸、乙酸和甲酸等。

酸催化水解的难易与苷键原子的碱度，即苷原子上的电子云密度以及其空间环境有密切的关系。

酸催化水解常采用稀酸，对于难水解的苷类才采用较为剧烈的条件，而这又可能使苷元发生脱水等变化。为防止结构发生变化，可用二相酸水解法，即在反应混合液中加入与水不相混溶的有机溶剂（如苯、氯仿等），苷元一旦生成即刻进入有机相，避免与酸长时间接触，从而获得真正的苷元。另外，苷类酸水解的难易与苷键原子的种类等多种因素有关。如，酸水解由易至难顺序为：氮苷＞氧苷＞硫苷＞碳苷。

（2）碱催化水解　由于一般的苷键属缩醛结构，对稀碱较稳定，不易被碱催化水解，故苷很少用碱催化水解，多数采用酸催化水解或酶水解。但酯苷、酚苷、烯醇苷和 β 位吸电子基团的苷类易为碱催化水解。

（3）酶催化水解　苷类化合物除可被酸或碱催化水解外，还易受酶的作用而水解。特别是对难以水解或不稳定的苷，应用酸水解法往往会使苷元脱水、异构化等反应，而得不到真正的苷元，而酶水解条件温和（30～40℃），不会破坏苷元的结构，可得到真正的苷元。

酶水解有专属性，即某种酶往往只能水解某一种或某一类苷键。含苷的中药往往也含水解相应苷的酶，因此，在中药的采收、加工、贮藏和提取过程中，必须特别注意中药内存在的酶对所含苷的影响。

5. 次生苷

酶水解由于反应温和，故只能切断部分苷键而保留另一部分苷键。原生苷经部分水解（酶水解）去掉部分糖生成的含糖较少的苷就是次生苷。

第二节　苷类的提取分离技术

一、提取技术

1. 苷类的提取

由于中药中原生苷、次生苷、苷元的存在状态和性质不同，其提取方法有较大的差别。因此，苷类的提取，首先要明确提取的目的和要求，即要求提取的是原生苷、次生苷，还是苷元，然后根据要求进行提取。

在提取原生苷时，首先要设法破坏或抑制酶的活性，以避免原生苷被酶解，常用的方法是采用甲醇、乙醇或沸水提取，或者在药材原料中拌入一定量的无机盐（如碳酸钙）。其次在提取过程中要注意避免与酸或碱接触，以防酸或碱破坏欲提取成分的结构。如果药材本身呈一定的酸碱性，可用适当的方法中和，尽可能在中性条件下提取。

如果要求提取次生苷，可根据具体的产品要求，有目的地控制和利用酶、酸或碱的水解作用，采取诸如发酵、选择性部分水解的方法处理药材，以提高目标提取物的产量。

苷类提取流程如图 4-1 所示。

2. 苷元的提取

提取苷元时，通常需要用适当的水解方法把糖基全部去掉，但同时又要尽量避免破坏苷元的结构。苷元多属脂溶性成分，可用极性小的溶剂提取。一般先将中药用酸水解，或者先酶解后再用酸水解，以使苷类水解生成苷元。水解液用碱中和至中性，然后用氯仿（或者乙酸乙酯、石油醚）提取苷元。有时也可先提取出总苷，再将总苷水解为苷元。

苷元提取流程如图 4-2 所示。

二、苷类的分离

经初步提取得到的苷类往往不同程度地混有其他物质，需进一步分离纯化。可利用其溶解性将提取液浓缩，所得的提取物选用合适的溶剂溶出所需苷类成分，如某些易溶于碱水而

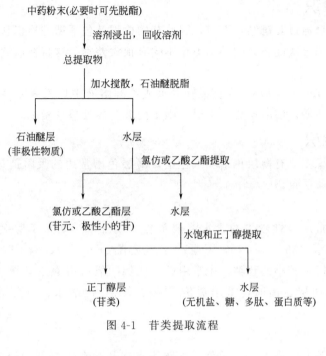

图 4-1 苷类提取流程

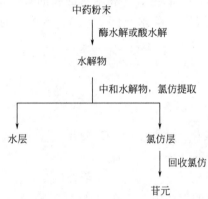

图 4-2 苷元提取流程

难溶于酸水的酸性苷类如黄酮苷、蒽醌苷，可用碱水萃取提取物，再于萃取液中加入酸，即可使之沉淀析出。还可采用铅盐沉淀法，利用其能将酚性物质与非酚性物质分离以及能将具邻二酚羟基或羧基的成分与具一般酚羟基的成分分离的特点来分离纯化苷类。

苷类的色谱分离一般要综合应用各种色谱法，包括高效液相色谱等，才能彼此分离。常用硅胶、反相硅胶、葡聚糖凝胶等色谱材料来分离苷类。有些苷类也可用活性炭、纤维素、聚酰胺、离子交换树脂等色谱材料来分离。

第三节　苷类的检识技术

苷由糖和苷元组成，含有糖基是苷类的共性。因此，其共性检识的方法是检识分子中是否含有糖，这和糖类的检识类似。其苷元部分的检识将在相应的章节中介绍。

一、理化检识

苷是由苷元与糖通过苷键结合而成，因此苷的检识就包括糖的检识和苷元的检识两个方面。其中苷元的检识方法随苷元的结构类型不同有很大差别，这将在后续各章分别介绍。本章仅讨论糖的检识。

α-萘酚反应（Molish 反应）　在糖或苷的水或乙醇溶液中加入 3% α-萘酚乙醇溶液混合后，沿管壁滴加浓硫酸，使酸层集于下层，则于两液交界处呈现紫色环。

二、色谱检识

苷类的色谱检识主要有薄层色谱和纸色谱，薄层色谱常用的吸附剂是硅胶、反相硅胶，也可用纤维素进行薄层色谱。

1.薄层色谱

硅胶薄层色谱常用极性较大的含水溶剂系统为展开剂，如正丁醇-乙酸-水（4∶5∶1，上层）、氯仿-甲醇-水（65∶35∶10，下层），乙酸乙酯-正丁醇-水（4∶5∶1，上层）等三元溶剂系统。对一些极性较小的苷类，也常用适当比例的氯仿-甲醇、丙酮-甲醇的二元溶剂系统展开。反相硅胶薄层色谱时，常用氯仿-甲醇、氯仿-甲醇-水、甲醇-水等溶剂系统为展开剂。

2.纸色谱

苷类多属极性较大的物质，其纸色谱一般用水饱和的有机溶剂为展开剂，如正丁醇-乙酸-水（4∶5∶1，上层）、正丁醇-乙醇-水（4∶2∶1）、水饱和的苯酚等。

目标检测

一、单项选择题

1.能用碱催化水解的苷是（　　）。

A.醇苷　　　　　　　B.碳苷　　　　　　　C.酚苷　　　　　　　D.氮苷

2.用酸水解时，最难水解的苷是（　　）。

A.芦荟苷　　　　　　B.水杨苷　　　　　　C.苦杏仁苷　　　　　D.藏红花苦苷

3.下列有关苷类理化性质的叙述中，正确的是（　　）。

A.多具还原性　　　B.多无旋光性　　　C.有一定亲水性　　　D.具有挥发性

4.对水溶解度小，且难于断裂的苷键是（　　）。

A.氧苷　　　　　　B.硫苷　　　　　　C.氮苷　　　　　　D.碳苷

5.一般来说，苷类不溶于（　　）。

A.水　　　　　　　B.乙醇　　　　　　C.氯仿　　　　　　D.甲醇

6.苷类一般可溶于（　　）。

A.乙醇　　　　　　B.乙醚　　　　　　C.乙酸乙酯　　　　D.氯仿

7.最易被酸水解的是（　　）。

A.碳苷　　　　　　B.氧苷　　　　　　C.硫苷　　　　　　D.氮苷

8.苷类中最常见的是（　　）。

A.碳苷　　　　　　B.氧苷　　　　　　C.硫苷　　　　　　D.氮苷

9.提取原生苷时，首先要设法破坏或抑制酶的活性，为保持原生苷的完整性，常用的提取溶剂是（　　）。

    A. 乙醇   B. 酸性乙醇   C. 水   D. 酸水

    E. 碱水

    10. 有关苷类性质的叙述，错误的是（　　）。

    A. 有一定亲水性   B. 多呈左旋光性   C. 多具还原性   D. 可被酶、酸水解

二、思考题

1. 苷键具有什么性质，常用哪些方法裂解？水解难易有什么规律？

2. 苷键的酶催化水解有什么特点？

第五章
黄酮类成分的制备

知识目标

① 掌握黄酮类成分提取分离有关的理化性质和重要提取分离方法的原理；
② 熟悉黄酮的组成、性质和检识；
③ 了解黄酮类化学成分的分布情况和生物活性。

能力目标

① 学会制备黄酮类化学成分及理化鉴定操作；
② 学会黄酮类化学成分的色谱检识操作。

第一节　认识黄酮

黄酮类化合物（flavonoids）是广泛存在于自然界的一大类化合物。由于这类化合物大多呈黄色或淡黄色，且分子中亦多含有酮基，因此被称为黄酮。

黄酮类化合物是泛指两个苯环（A环与B环）通过三个碳原子相互联结而成的一系列化合物。其基本碳架为：

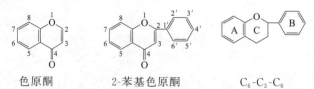

色原酮　　　　　　　2-苯基色原酮　　　　　C_6-C_3-C_6

黄酮类化合物类型多样，分布广泛，多存在于高等植物中，最集中分布于被子植物中。因黄酮体具黄色，曾作天然染料应用。目前有不少黄酮体应用于医药，有些黄酮体具有利尿和调节血管渗透性的类似维生素P的作用，如芸香苷、橙皮苷已应用于临床；黄酮体中也有如牡荆素有抑制肿瘤细胞的作用；儿茶素和水飞蓟素作为治疗慢性肝炎和保肝药物；银杏双黄酮有良好的防治脑血管疾病的作用。

一、结构与分类

根据黄酮类化合物 A 环和 B 环中间的三碳链的氧化程度、三碳链是否构成环状结构、3 位是否有羟基取代以及 B 环（苯基）连接的位置（2 位或 3 位）等特点，可将主要的天然黄酮类化合物分类，如表 5-1 所示。

表 5-1　黄酮类化合物的主要结构类型

结构类型	基本结构	活性成分实例
黄酮类		黄芩苷
黄酮醇类		槲皮素　R＝H 芦丁　　R＝芸香糖基
二氢黄酮类		橙皮素　R＝H 橙皮苷　R＝芸香糖基
二氢黄酮醇类		二氢槲皮素
异黄酮类		大豆素
查耳酮类		红花苷

续表

结构类型	基本结构	活性成分实例
花色素类	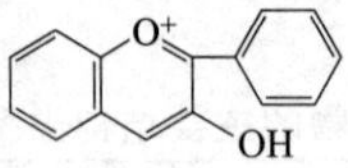	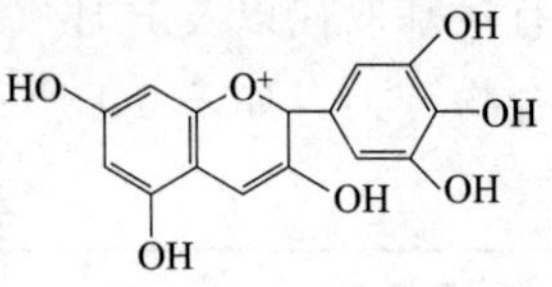 飞燕草素
黄烷醇类	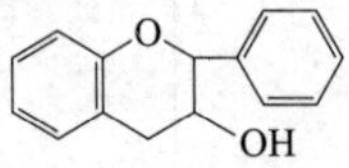	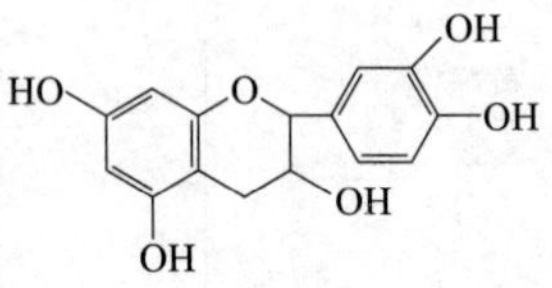 儿茶素
橙酮类	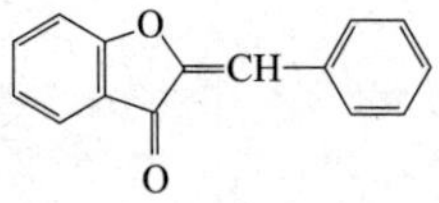	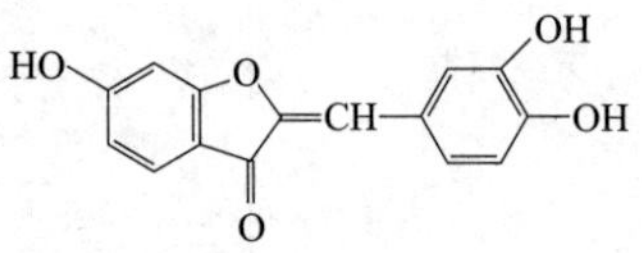 硫磺菊素

二、理化性质

1. 性状

（1）形态　黄酮类化合物多为结晶性固体，少数为无定形粉末，如黄酮苷类。

（2）颜色　黄酮类化合物大多呈黄色，所呈颜色主要与分子中是否存在交叉共轭体系有关，助色团（—OH、—OCH₃ 等）的种类、数目以及取代位置对颜色也有一定影响。以黄酮为例来说，其色原酮部分原本无色，但在 2 位上引入苯环后，即形成交叉共轭体系（如下结构所示），并通过电子转移、重排，使共轭链延长，因而显现出颜色。一般情况下，黄酮、黄酮醇及其苷类多显灰黄至黄色，查耳酮为黄至橙黄色；而二氢黄酮、二氢黄酮醇及黄烷醇因 2，3 位双键被氢化，交叉共轭体系中断，几乎为无色；异黄酮因 B 环接在 3 位，缺少完整的交叉共轭体系，仅显微黄色。

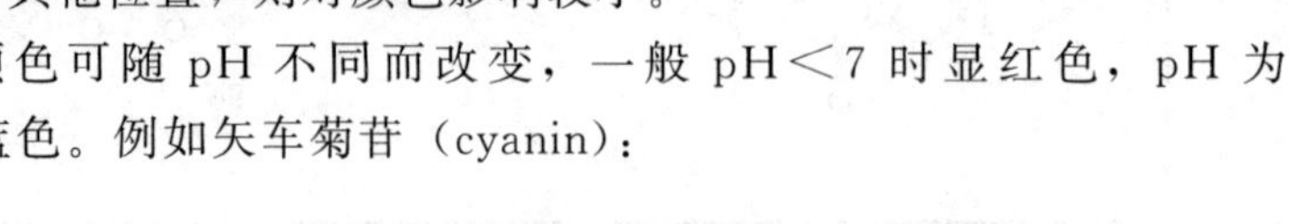

在黄酮、黄酮醇分子中，尤其在 7 位或 4′ 位引入—OH 及—OCH₃ 等供电子基团后，产生 p-π 共轭，促进电子移位、重排，使共轭系统延长，化合物颜色加深。但—OH、—OCH₃ 引入分子结构中其他位置，则对颜色影响较小。

花色素的颜色可随 pH 不同而改变，一般 pH＜7 时显红色，pH 为 8.5 时显紫色，pH＞8.5 时显蓝色。例如矢车菊苷（cyanin）：

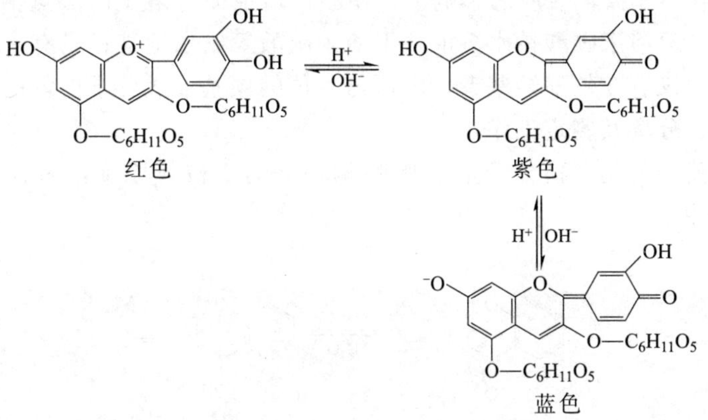

红色　⇌(H⁺/OH⁻)　紫色

紫色　⇅(H⁺/OH⁻)　蓝色

2. 旋光性

在游离的黄酮类化合物中，二氢黄酮、二氢黄酮醇、黄烷醇、二氢异黄酮等类型，由于分子内含有不对称碳原子（2位或2，3位），因此具有旋光性。其余类型的游离黄酮类化合物无旋光性。黄酮苷类由于结构中含有糖部分，故均有旋光性，且多为左旋。

3. 溶解性

（1）游离黄酮类化合物　游离黄酮类化合物一般难溶或不溶于水，易溶于甲醇、乙醇、乙酸乙酯、氯仿、乙醚等有机溶剂及稀碱水溶液中。其中，黄酮、黄酮醇、查耳酮等为平面型分子，因分子与分子间排列紧密，分子间引力较大，故难溶于水。而二氢黄酮及二氢黄酮醇等，因分子中的C环具有近似于半椅式的结构（如下结构所示），系非平面型分子，故分子与分子间排列不紧密，分子间引力降低，有利于水分子进入，故在水中溶解度稍大。异黄酮类化合物的B环受吡喃环羰基的立体阻碍，也不是平面型分子，故亲水性比平面型分子增加。花色素类虽具有平面型结构，但因以离子形式存在，具有盐的通性，故亲水性较强，水中溶解度较大。

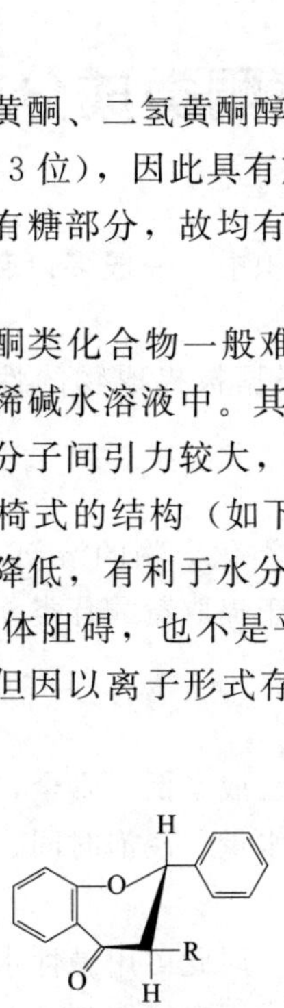

二氢黄酮　　R＝H
二氢黄酮醇　R＝OH

黄酮类化合物如分子中引入的羟基增多，则水溶性增大，脂溶性降低；而羟基被甲基化后，则脂溶性增加。

（2）黄酮苷类　黄酮苷一般易溶于水、甲醇、乙醇等强极性溶剂中，但难溶或不溶于苯、氯仿、乙醚等有机溶剂中。苷分子中糖基的数目多少和结合的位置，对溶解度亦有一定影响。一般多糖苷比单糖苷水溶性大。

4. 酸碱性

（1）酸性　黄酮类化合物因分子中多具有酚羟基，故显酸性，可溶于碱性水溶液、吡啶、甲酰胺及二甲基甲酰胺中。

黄酮类化合物的酸性强弱与酚羟基数目的多少和位置有关。以黄酮为例，其酚羟基酸性由强至弱的顺序是：7，4′-二酚羟基＞7-或4′-OH＞一般酚羟基＞5-OH，其中7位和4′位同时有酚羟基者，在 p-π 共轭效应的影响下，使酸性增强而可溶于碳酸氢钠水溶液；7 位或 4′位上有酚羟基者，只溶于碳酸钠水溶液，不溶于碳酸氢钠水溶液；具有一般酚羟基者只溶于氢氧化钠水溶液；仅有 5 位酚羟基者，因可与 4 位的羰基形成分子内氢键，故酸性最弱。此性质可用于提取、分离及鉴定工作。

（2）碱性　黄酮类化合物分子中 γ-吡喃酮环上的 1 位氧原子，因有未共用电子对，故表现出微弱的碱性。

第二节　黄酮类成分的制备技术

一、提取技术

黄酮类化合物在花、叶、果等组织中，一般多以苷的形式存在，而在木部坚硬组织中，则多以游离苷元形式存在。

黄酮类化合物的提取，主要是根据被提取物的性质及伴存的杂质来选择适合的提取溶剂。

1. 乙醇或甲醇提取法

乙醇或甲醇是最常用的提取黄酮类化合物的溶剂，高浓度的醇（如 90%～95%）适于提取游离黄酮，60%左右浓度的醇适于提取黄酮苷类。提取方法包括冷浸法、渗漉法和回流法等。

2. 热水提取法

热水仅限于提取黄酮苷类。此方法成本低、安全，适合于工业化生产。但是热水提取出的杂质较多。在提取过程中要考虑加水量、浸泡时间、煎煮时间及煎煮次数等因素。

3. 碱性水或碱性稀醇提取法

由于黄酮类成分大多具有酚羟基，因此可用碱性水或碱性稀醇浸出，浸出液经酸化后可使黄酮类化合物游离，或沉淀析出，或用有机溶剂萃取。该法适于提取有酸性而又难溶于冷水的黄酮类成分，如芦丁、橙皮苷。

提取时常用的碱水有碳酸钠、氢氧化钠、氢氧化钙水溶液等。其中稀氢氧化钠水溶液虽然浸出能力较大，但浸出的杂质也较多。石灰水的优点是使含有多羟基的鞣质，或含有羧基的果胶、黏液质等水溶性杂质生成钙盐沉淀，不被溶出，有利于浸出液的纯化。用碱水提取时，碱的浓度不宜过高，以免在强碱条件下加热时破坏黄酮类化合物的母核。加酸酸化时，酸性也不宜过强，否则会导致已析出的黄酮类成分因成盐而重新溶解，降低产品收率。若欲提取的成分含有邻二酚羟基，为避免其在碱性条件下被氧化，需加硼酸进行保护。

二、分离技术

黄酮类化合物的分离主要根据其极性差异、酸性强弱、分子量大小和有无特殊结构等，采用适宜的分离方法。黄酮类化合物的分离方法虽然很多，但单体的分离仍主要依靠各种色谱法。

1. 溶剂萃取法

用水或不同浓度的醇提取得到的浸出物成分复杂，往往不能直接析出黄酮类化合物，需尽量蒸去溶剂，使其成糖浆状或浓水液。然后用不同极性的溶剂进行萃取，可能使游离黄酮与黄酮苷分离或使极性较大与极性较小的黄酮分离。例如先用乙醚自水溶液中萃取游离黄酮，再用乙酸乙酯反复萃取得到黄酮苷。得到的乙醚或乙酸乙酯组分，可进一步用重结晶法进行分离，有时可得到单体化合物，也可用其他方法继续分离。

利用黄酮类化合物与混入的杂质极性不同，选用不同溶剂进行萃取也可达到精制纯化目的。例如植物叶子的醇浸液，可用石油醚处理，以便除去叶绿素、胡萝卜素等脂溶性色素。而某些提取物的水溶液经浓缩后则可加入多倍量浓醇，以沉淀除去蛋白质、多糖类等水溶性杂质。

2. pH 梯度萃取法

pH 梯度萃取法适用于酸性强弱不同的游离黄酮类化合物的分离。根据黄酮类化合物酚羟基数目及位置不同其酸性强弱也不同的性质，将混合物溶于有机溶剂（如乙醚）中，依次用 5％NaHCO$_3$ 可萃取出 7，4′-二羟基黄酮、5％Na$_2$CO$_3$ 可萃取出 7-或 4′-羟基黄酮、0.2％NaOH 可萃取出具有一般酚羟基的黄酮、4％NaOH 可萃取出 5-羟基黄酮，从而达到分离的目的。

3. 柱色谱法

柱色谱的填充剂有硅胶、聚酰胺、氧化铝、葡聚糖凝胶和纤维素粉等，其中以硅胶、聚酰胺最常用。

（1）硅胶柱色谱　此法应用范围较广，主要适宜分离异黄酮、二氢黄酮、二氢黄酮醇及高度甲基化或乙酰化的黄酮及黄酮醇类。少数情况下，在加水去活化后也可用于分离极性较大的化合物，如多羟基黄酮醇及黄酮苷类等。

（2）聚酰胺柱色谱　聚酰胺对各种黄酮类化合物（包括黄酮苷和游离黄酮）有较好的分离效果，且其容量比较大，适合于制备性分离。

聚酰胺色谱的分离机理，一般认为是"氢键吸附"，即聚酰胺的吸附作用是通过其酰胺羰基与黄酮类化合物分子上的酚羟基形成氢键缔合而产生的，其吸附强度主要取决于黄酮类化合物分子中酚羟基的数目与位置等及溶剂与黄酮类化合物或与聚酰胺之间形成氢键缔合能力的大小。溶剂分子与聚酰胺或黄酮类化合物形成氢键缔合的能力越强，则聚酰胺对黄酮类化合物的吸附作用将越弱。

4. 高效液相色谱法

高效液相色谱法对各类黄酮化合物均可获得良好的分离效果。由于黄酮类化合物大多具有多个羟基，黄酮苷含有糖基，花色素类为离子型化合物，故用高效液相色谱分离时，往往采用反相柱色谱，常用的洗脱剂为含有一定比例的甲酸或乙酸的水-甲醇溶剂系统或水-乙腈溶剂系统。

第三节　黄酮类化合物的检识技术

一、理化检识

黄酮类化合物的物理检识主要根据黄酮类化合物的形态、颜色等。化学检识主要利用各种显色反应，用于检识母核类型的反应有盐酸-镁粉反应、四氢硼钠反应、碱性试剂显色反应和五氯化锑的反应等；用于检识取代基的反应有锆盐-枸橼酸反应、氨性氯化锶反应等。

1. 还原反应

（1）盐酸-镁粉反应　此为鉴定黄酮类化合物最常用的颜色反应。方法是将样品溶于甲醇或乙醇 1mL 中，加入少许镁粉振摇，再滴加几滴浓盐酸，1～2min 内（必要时微热）即可显色。多数黄酮类化合物（黄酮、黄酮醇、二氢黄酮、二氢黄酮醇）显橙红～紫红色，少数显紫～蓝色。若 B 环上有—OH 或—OCH$_3$ 取代，颜色随之加深。

（2）四氢硼钠还原反应　四氢硼钠（NaBH$_4$）是对二氢黄酮类化合物专属性较高的一种还原剂。此反应可在试管中进行：取样品 1～2mg 溶于甲醇中，加 NaBH$_4$ 10mg，再滴加 1％盐酸；也可在滤纸上进行：先在滤纸上喷 2％NaBH$_4$ 的甲醇溶液，1min 后熏浓盐酸蒸气。二氢黄酮类或二氢黄酮醇类被还原产生红～紫红色，其他黄酮类均为负反应。故此反应可用于鉴别二氢黄酮类、二氢黄酮醇类和其他黄酮类化合物。

2. 与金属盐类试剂的络合反应

黄酮类化合物分子中若具有 3-羟基、4-羰基，或 5-羟基、4-羰基或邻二酚羟基，则可以与许多金属盐类试剂如铝盐、锆盐、锶盐等反应，生成有色的络合物或有色沉淀，有的还产生荧光。

（1）三氯化铝反应　此反应可在滤纸、薄层上或试管中进行。将样品的乙醇溶液和 1％三氯化铝乙醇溶液反应，生成的络合物多呈黄色，置紫外灯下显鲜黄色荧光，但 4′-羟基黄酮醇或 7,4′-二羟基黄酮醇显天蓝色荧光。

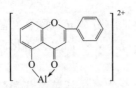

5-羟基黄酮铝络合物　　黄酮醇铝络合物

（2）锆盐-枸橼酸反应　可利用此反应鉴别黄酮类化合物分子中 3-OH 或 5-OH 的存在与否。方法是取样品 0.5～1mg 用甲醇 10mL 溶解，加 2％二氯氧锆（ZrOCl$_2$）甲醇溶液 1mL，若出现黄色，说明 3-OH 或 5-OH 与锆盐生成了络合物。继之再加入 2％枸橼酸甲醇溶液，如黄色不减退，表示有 3-OH 或 3,5-二 OH；如果黄色显著减退，表示无 3-OH，但有 5-OH。因为 5-羟基、4-羰基与锆盐生成的络合物稳定性没有 3-羟基、4-羰基锆络合物稳定，容易被弱酸分解。此反应也可在滤纸上进行，得到的锆盐络合物斑点多呈黄绿色并有荧光。

锆络合物

（3）三氯化铁反应　多数黄酮类化合物分子中含有酚羟基，故可与三氯化铁水溶液或醇溶液发生显色反应。并且黄酮类化合物依分子中所含的酚羟基数目及位置的不同，可呈现紫、绿、蓝等不同颜色。

（4）醋酸镁反应　可进行纸斑反应，将样品的乙醇溶液点于滤纸上，喷 1％醋酸镁甲醇溶液，加热干燥后，于紫外灯下观察，二氢黄酮、二氢黄酮醇类显天蓝色荧光（若有 C5-OH，色泽更明显），黄酮、黄酮醇及异黄酮类则显黄～橙黄～褐色。

3. 硼酸显色反应

黄酮类化合物分子中含有 结构时，在无机酸或有机酸存在条件下，可与硼酸反应，产生亮黄色。一般在草酸存在下显黄色并具有绿色荧光，但在枸橼酸丙酮存在的条件下，则只显黄色而无荧光。5-羟基黄酮及 6′-羟基查耳酮类结构符合上述要求，故呈阳性反应，利用此反应可将 5-羟基黄酮、6′-羟基查耳酮类化合物与其他类型的黄酮类化合物相区别。

4. 碱性试剂反应

黄酮类化合物与碱性溶液可生成黄色、橙色或红色等，且显色情况与化合物类型有关。因此，观察用碱性试剂处理后的颜色变化情况，对于鉴别黄酮类化合物类型有一定意义。此外，利用碱性试剂的反应还可帮助鉴别分子中某些结构特征。

（1）黄酮类在冷和热的氢氧化钠水溶液中能产生黄～橙色。

（2）查耳酮类或橙酮类在碱液中能很快产生红或紫红色；二氢黄酮类在冷碱中呈黄～橙色，放置一段时间或加热则呈深红～紫红色，此系二氢黄酮类在碱性条件下开环后变成查耳酮之故。

（3）黄酮醇类在碱液中先呈黄色，当溶液中通入空气后，因 3-羟基易氧化，溶液即转变为棕色。

（4）黄酮类化合物当分子中有 3 个羟基相邻时，在稀氢氧化钠溶液中往往能产生暗绿色或蓝绿色纤维状沉淀。

5. 与五氯化锑反应

将样品 5～10mg 溶于无水四氯化碳 5mL 中，加 2% 五氯化锑的四氯化碳溶液 1mL，若为查耳酮类则生成红或紫红色沉淀，而黄酮、二氢黄酮及黄酮醇类显黄色至橙色，利用此反应可以区别查耳酮类与其他黄酮类化合物。需要注意的是由于在湿空气及含水溶液中颜色产物不稳定，反应时所用溶剂必须无水。

上述部分检识反应汇总见表 5-2。

表 5-2　黄酮类成分的检识反应

检识反应	检识成分	检识试剂	检识现象
盐酸-镁粉反应	多数黄酮类（黄酮、黄酮醇、二氢黄酮、二氢黄酮醇）	HCl—Mg 粉	多显橙红～紫红色 少数显紫～蓝色
四氢硼钠反应	二氢黄酮(醇)	NaBH$_4$ 试剂	红～紫红色
三氯化铝反应	3-羟基、4-羰基黄酮；5-羟基、4-羰基黄酮；邻二酚羟基黄酮	AlCl$_3$ 试剂	黄色,鲜黄色荧光
锆盐-枸橼酸反应	3-OH 或 3,5-二羟基黄酮	先加 ZrOCl$_2$ 试剂，后加枸橼酸试剂	仍为鲜黄色
	无 3-OH，有 5-羟基黄酮		鲜黄色显著减退
醋酸镁反应	二氢黄酮、二氢黄酮醇	Mg(Ac)$_2$ 试剂	天蓝色荧光
	黄酮、黄酮醇、异黄酮类		黄～橙黄～褐色

二、色谱检识

黄酮类化合物的色谱检识主要有纸色谱法、硅胶薄层色谱法、聚酰胺薄层色谱法。

1. 纸色谱

适用于分离各种类型的黄酮化合物，包括游离黄酮和黄酮苷类。混合物的检识常采用双向纸色谱。以黄酮苷来说，一般第一相采用醇性展开剂如正丁醇-乙酸-水（4:1:5，上层，BAW）、叔丁醇-乙酸-水（3:1:1，TBA）或水饱和的正丁醇等，此为正相分配色谱，极性小的化合物比极性大的化合物 R_f 值大。第二相常采用水性展开剂，如水、2%～6%乙酸、3%氯化钠及乙酸-浓盐酸-水（30:3:10）等，其色谱行为类似于反相分配色谱，极性大的化合物比极性小的化合物 R_f 值大。

游离黄酮类化合物的检识，一般宜用醇性展开剂或苯-乙酸-水（125:72:3）、氯仿-乙酸-水（13:6:1）、苯酚-水（4:1）等。而花色素及花色苷的检识则可用含盐酸或乙酸的水溶液作展开剂。

多数黄酮类化合物在纸色谱上用紫外灯检查时，可以看到有色斑点，以氨蒸气处理后常产生明显的颜色变化。此外，还可以喷 2%$AlCl_3$ 甲醇溶液（在紫外灯下检查）或 1%$FeCl_3$-1%$K_3Fe(CN)_6$（1:1）水溶液等显色剂。

2. 薄层色谱法

薄层色谱法是分离和检识黄酮类化合物的重要方法之一。一般采用吸附薄层，吸附剂大多用硅胶和聚酰胺。

（1）硅胶薄层色谱　主要用于分离和检识极性较小的黄酮类化合物，如大多数游离黄酮，也可用于分离和检识黄酮苷。

分离检识游离黄酮常用有机溶剂系统展开，如甲苯-甲酸甲酯-甲酸（5:4:1），也可以根据待分离成分极性的大小适当地调整甲苯与甲酸的比例。

分离检识黄酮苷类则采用极性较大的溶剂系统展开，如分离黄酮 O-苷、黄酮 C-苷和黄酮醇 O-苷类的溶剂系统有正丁醇-乙酸-水（3:1:1）、甲酸-乙酸乙酯-水（9:1:1）等。分离二氢黄酮 O-苷类的溶剂系统有氯仿-乙酸（100:4）、苯-乙酸（100:4）等。

（2）聚酰胺薄层色谱　适宜分离与检识各类型含游离酚羟基的游离黄酮和苷，其色谱行为可参考在柱色谱上的规律。

由于聚酰胺对黄酮类化合物吸附能力较强，因此，需要用展开能力较强的展开剂，在展开剂中大多含有醇、酸或水，或兼有两者。分离检识游离黄酮常用有机溶剂为展开剂，如氯仿-甲醇（94:6，96:4）、氯仿-甲醇-丁酮（12:2:1）等。分离检识黄酮苷常用含水的有机溶剂为展开剂，如甲醇-乙酸-水（90:5:5）、甲醇-水（1:1）等。

第四节　黄酮类成分制备实例

实例一　黄芩中黄酮类成分的制备

黄芩为唇形科植物黄芩（*Scutellaria baicalensis* Georgi）的根，具有清热燥湿、泻火解毒、止血等功效。主要用于治疗急性扁桃体炎、急性支气管炎、急性咽炎、痢疾等疾病。

一、黄芩中的主要成分及性质

从黄芩中分离出的黄酮类化合物有黄芩苷、黄芩素、汉黄芩苷、汉黄芩素、木蝴蝶素A

等 20 多种。其中黄芩苷是主要有效成分（含 4.0%～5.2%），有抗菌消炎作用。

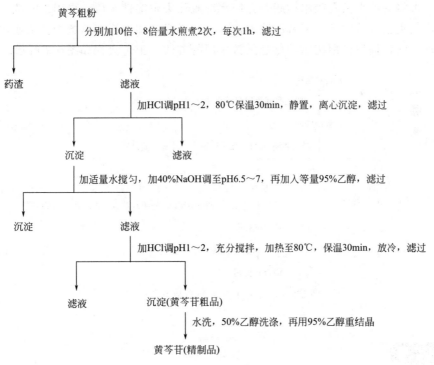

黄芩苷　　　　　　黄芩素

黄芩苷为淡黄色针晶，熔点 223℃，几乎不溶于水，难溶于甲醇、乙醇、丙酮，可溶于热乙酸，易溶于碱性溶液。

黄芩苷易被共存的酶水解生成黄芩素，黄芩素分子中具有邻三酚羟基，性质不稳定，在空气中易被氧化为醌类而显绿色，这是中药材黄芩易变绿的原因。所以在贮藏、加工炮制及提取过程中，应注意防止黄芩苷的酶解和氧化，黄芩一旦变绿，有效成分即被破坏，质量随之降低。

二、黄芩中黄芩苷的制备

黄芩苷分子中的糖是葡萄糖醛酸，有羧基，酸性较强，在植物体内多与镁离子成盐，且黄芩苷的镁盐水溶性较大，故可用水为溶剂提取。水提取液经酸化处理，黄芩苷盐又转化为有游离羧基的黄芩苷，因难溶于水而沉淀析出，沉淀物用碱溶酸沉法除去杂质可得到黄芩苷粗品，继而用乙醇重结晶使粗品得以进一步精制和纯化。工艺流程如图 5-1 所示。

黄芩粗粉

　　分别加10倍、8倍量水煎煮2次，每次1h，滤过

药渣　　　　　滤液

　　加HCl调pH1～2，80℃保温30min，静置，离心沉淀，滤过

沉淀　　　　　滤液

　　加适量水搅匀，加40%NaOH调至pH6.5～7，再加入等量95%乙醇，滤过

沉淀　　　　　滤液

　　加HCl调pH1～2，充分搅拌，加热至80℃，保温30min，放冷，滤过

滤液　　　　　沉淀(黄芩苷粗品)

　　水洗，50%乙醇洗涤，再用95%乙醇重结晶

黄芩苷(精制品)

图 5-1　黄芩中黄芩苷的制备工艺流程

实例二　银杏叶中黄酮类成分的制备

银杏叶为银杏科植物银杏的干燥叶，有敛肺平喘、活血化瘀、止痛的作用。

一、银杏叶中的主要成分及生物活性

银杏叶所含成分复杂，以黄酮类化合物为主，包括单黄酮类、双黄酮类和儿茶素类等。其中单黄酮类主要有槲皮素、山柰酚、异鼠李素以及它们的苷，双黄酮类主要有银杏双黄酮（银杏素）、异银杏双黄酮、去甲银杏双黄酮、金松双黄酮等。银杏中的黄酮类成分有扩张血管、增加冠脉及脑血流量的作用，是治疗心脑血管疾病的有效药物。

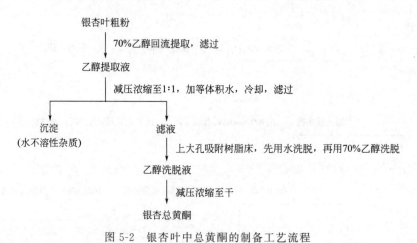

银杏双黄酮　　$R^1=R^2=CH_3$　　$R^3=R^4=H$

异银杏双黄酮　　$R^1=R^3=CH_3$　　$R^2=R^4=H$

去甲银杏双黄酮　　$R^1=CH_3$　　$R^2=R^3=R^4=H$

金松双黄酮　　$R^1=R^2=R^3=CH_3$　　$R^4=H$

二、银杏叶中总黄酮的制备

银杏叶中的总黄酮可用中等浓度的乙醇回流提取，提取液浓缩后加水即可沉淀除去水不溶性杂质，再将滤液上大孔吸附树脂，先用水洗脱除去水溶性杂质，再用乙醇洗下所需的黄酮类成分，收集乙醇洗脱液，经减压浓缩，再喷雾干燥，即得银杏总黄酮。工业化生产中大多采用这种方法，提取液用树脂纯化是最常采用的方法。工艺流程如图5-2所示。

银杏叶粗粉

↓ 70%乙醇回流提取，滤过

乙醇提取液

↓ 减压浓缩至1:1，加等体积水，冷却，滤过

沉淀　　　　　　　　　滤液
（水不溶性杂质）

↓ 上大孔吸附树脂床，先用水洗脱，再用70%乙醇洗脱

乙醇洗脱液

↓ 减压浓缩至干

银杏总黄酮

图 5-2　银杏叶中总黄酮的制备工艺流程

目标检测

一、单项选择题

1. 黄酮类化合物的基本碳架是（　　　）。

A. C_6-C_6-C_3　　　　B. C_6-C_6-C_6　　　　C. C_6-C_3-C_6　　　　D. C_6-C_3

E. C_3-C_6-C_3

2. 为保护黄酮母核中的邻二酚羟基，用碱水提取时可加入（   ）。

A. 三氯化铝   B. 氢氧化钙   C. 硼砂   D. 四氢硼钠

E. 氨水

3. 水溶性最大的黄酮类化合物是（   ）。

A. 黄酮   B. 黄酮醇   C. 二氢黄酮   D. 查耳酮

E. 异黄酮

4. 酸性最强的黄酮类化合物是（   ）。

A. 5-羟基黄酮   B. 4'-羟基黄酮   C. 3-羟基黄酮   D. 3'-羟基黄酮

E. 4'-羟基二氢黄酮

5. 黄酮类化合物色谱检识常用的显色剂是（   ）。

A. 盐酸-镁粉试剂   B. $FeCl_3$ 试剂

C. Gibb's 试剂   D. 2‰$NaBH_4$ 甲醇溶液

E. 1‰$AlCl_3$ 甲醇溶液

6. 在碱液中能很快产生红或紫红色的黄酮类化合物是（   ）。

A. 二氢黄酮   B. 查耳酮   C. 黄酮醇   D. 黄酮

E. 异黄酮

7. 将总黄酮溶于乙醚，用 5‰$NaHCO_3$ 萃取可得到（   ）。

A. 5,7-二羟基黄酮   B. 5-羟基黄酮

C. 3',4'-二羟基黄酮   D. 5,8-二羟基黄酮

E. 7,4'-二羟基黄酮

8. 当药材中含有较多黏液质、果胶时，如用碱液提取黄酮类化合物时宜选用（   ）。

A. 5‰Na_2CO_3 B. 1‰NaOH   C. 5‰NaOH   D. 饱和石灰水

E. 氨水

9. 下列化合物进行聚酰胺柱色谱分离，以浓度从低到高的乙醇洗脱，最先被洗脱的是
（   ）。

A. 2',4'-二羟基黄酮   B. 4'-羟基黄酮醇

C. 3',4'-二羟基黄酮   D. 4'-羟基异黄酮

E. 4'-羟基二氢黄酮醇

10. 黄芩苷可溶于（   ）。

A. 水   B. 乙醇   C. 甲醇   D. 丙酮

E. 热乙酸

二、多项选择题

1. 下列黄酮类化合物能溶于 5‰碳酸钠水溶液的有（   ）。

A. 7,4'-二羟基黄酮   B. 5-羟基黄酮

C. 7-羟基黄酮   D. 4'-羟基黄酮

E. 一般酚羟基黄酮

2. 具有旋光性的黄酮苷元有（   ）。

A. 黄酮醇   B. 二氢黄酮   C. 查耳酮   D. 二氢黄酮醇

E. 黄烷醇

3. 引入 7,4'-二羟基可使黄酮类化合物（   ）。

A. 颜色加深　　　　B. 酸性增强　　　　C. 水溶性增强　　　　D. 脂溶性增强

E. 碱性增强

4. 二氢黄酮类化合物具有的性质是（　　　）。

A. $NaBH_4$ 反应呈红色　　　　　　　　B. 盐酸-镁粉反应呈红色

C. 水溶性大于黄酮　　　　　　　　　　D. 显黄色

E. 有旋光性

5. 提取黄酮苷类的方法有（　　　）。

A. 酸溶碱沉法　　　　B. 碱溶酸沉法　　　　C. 乙醇回流法　　　　D. 热水提取法

E. 苯回流法

三、思考题

1. 黄芩苷几乎不溶于水，为什么仍然用水为溶剂提取黄芩苷？黄芩苷的提取工艺中为何用碱溶酸沉法处理沉淀物？

2. 银杏叶中的黄酮类成分在提取工艺中是如何除去水溶性杂质的？

3. 用碱溶酸沉法从槐米中提取芸香苷的原理是什么？提取时要注意什么问题？为什么？

第六章
蒽醌类成分的制备

知识目标

① 掌握蒽醌提取分离有关的理化性质和重要提取分离方法的原理；
② 熟悉蒽醌的组成、性质和检识；
③ 了解蒽醌类化学成分的分布情况和生物活性。

能力目标

① 学会制备蒽醌类化学成分及理化鉴定操作；
② 学会蒽醌化学成分的色谱检识操作。

第一节　认识蒽醌

蒽醌类化合物广泛存在于自然界，除具有医疗价值以外，还常被添加到护肤化妆品中，能有效抵挡日光中的紫外线，防止色素沉着，保持皮肤白皙。中药中存在的多为羟基蒽醌衍生物及其苷类，含蒽醌类成分的中药如大黄、虎杖、茜草、番泻叶、何首乌和决明子等。

蒽醌类成分在植物体内以游离形式（称为游离蒽醌或蒽醌苷元）或与糖结合成苷（称为蒽醌苷）的形式存在。

一、结构与分类

蒽醌类成分的基本母核如下：

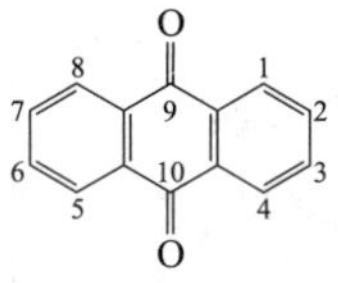

α 位-1,4,5,8 位
β 位-2，3，6，7 位
meso（中位）-9，10 位

蒽醌母核

天然存在的蒽醌类成分在蒽醌母核上常被羟基、羟甲基、甲基、甲氧基和羧基取代。蒽醌苷大多为氧苷，但有的为碳苷，如芦荟苷。蒽醌类成分按母核的结构分为单蒽核及双蒽核两大类，见表 6-1。

表 6-1　蒽醌类化合物的主要结构类型

结构类型	基本结构	活性成分实例
（一）单蒽核类 1.蒽醌及其苷类	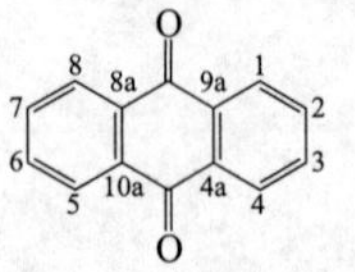	
（1）大黄素型 —OH 分布于两侧苯环，多数化合物呈黄色	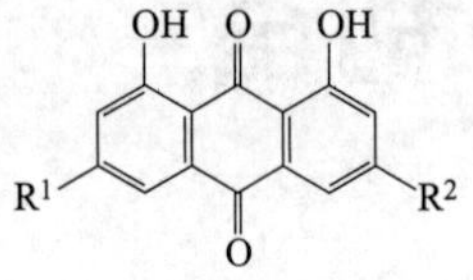 大黄酚　　$R^1=H$　　$R^2=CH_3$ 大黄素　　$R^1=OH$　　$R^2=CH_3$ 大黄素甲醚　$R^1=OCH_3$　$R^2=CH_3$ 芦荟大黄素　$R^1=H$　　$R^2=CH_2OH$ 大黄酸　　$R^1=H$　　$R^2=COOH$	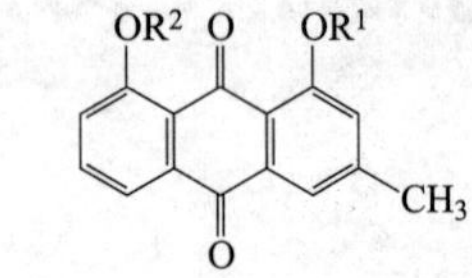 $R^1=H$　　$R^2=glc$ 大黄酚-8-O-β-D-葡萄糖苷 $R^1=glc$　　$R^2=H$ 大黄酚-1-O-β-D-葡萄糖苷
（2）茜草素型 —OH 分布于一侧苯环，此类化合物颜色较深，多为橙黄色至橙红色	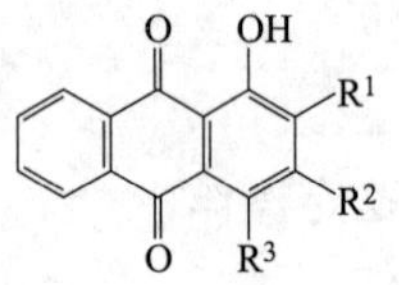	茜草素 $R^1=OH$　$R^2=H$　$R^3=H$ 羟基茜草素 $R^1=OH$　$R^2=H$　$R^3=OH$ 伪羟基茜草素 $R^1=OH$　$R^2=COOH$　$R^3=OH$
2.蒽酮类	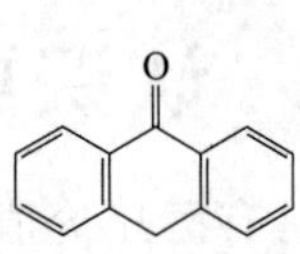	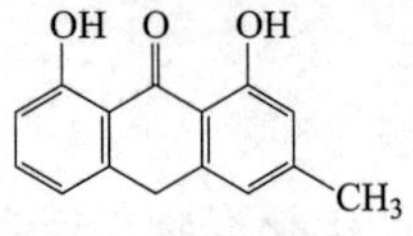 大黄酚蒽酮
3.蒽酚类	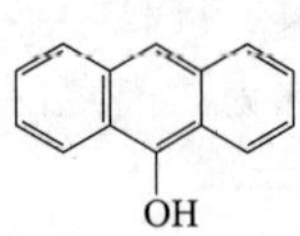	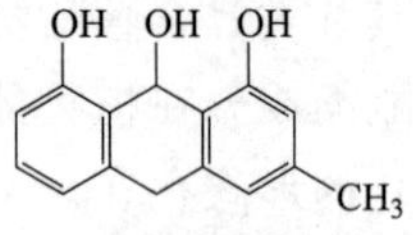 柯桠素
（二）双蒽核类 1.二蒽酮类 二分子蒽酮脱去一分子氢，通过碳碳键结合而成的化合物，其结合方式多为 C10-C10′，也有其他位置连接	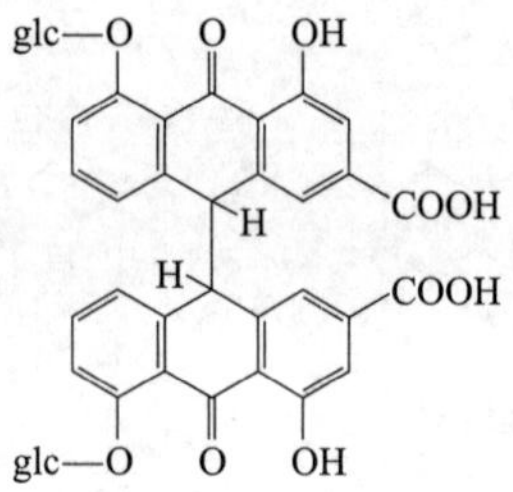	番泻苷 A

续表

结构类型	基本结构	活性成分实例
2.二蒽醌类	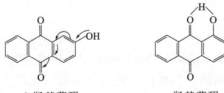	天精

二、理化性质

1.物理性质

（1）性状　蒽醌类化合物多为黄色至橙红色的固体，有一定熔点。游离的蒽醌多有完好的结晶性状、蒽醌苷因极性较大难以得到结晶。蒽醌类化合物一般都具有荧光，并在不同的pH时显示不同的颜色。

（2）升华性及挥发性　游离的蒽醌一般具有升华性，能随水蒸气蒸馏，利用此性质可对其进行分离和纯化。

（3）溶解度　游离蒽醌类极性较小，一般溶于甲醇、乙醇、丙酮、乙酸乙酯、氯仿、乙醚、苯等有机溶剂，几乎不溶于水。与糖结合成苷后极性显著增大，易溶于甲醇、乙醇中，在热水中也可溶解，但在冷水中溶解度较小，几乎不溶于苯、乙醚、氯仿等极性较小的有机溶剂中。

2.化学性质

（1）酸碱性　蒽醌类化合物多具有酚羟基，故具有一定的酸性。在碱性水溶液中成盐溶解，加酸酸化后游离又可析出。

蒽醌类化合物化合物因分子中羧基的有无及酚羟基的数目与位置不同，酸性强弱表现出显著差异。一般来说，含有羧基的蒽醌类化合物的酸性强于不含羧基者；酚羟基数目增多，酸性增强；β-羟基蒽醌类化合物的酸性强于α-羟基蒽醌类化合物。

β-羟基蒽醌　　　　　α-羟基蒽醌

根据蒽醌类化合物酸性强弱的差别，可用pH梯度萃取法进行这类化合物的分离工作。以游离蒽醌类化合物为例，酸性强弱按下列顺序排列：含—COOH＞含两个或两个以上β-OH＞含一个β-OH＞含两个或两个以上α-OH＞含一个α-OH。故可从有机溶剂中依次用5％碳酸氢钠、5％碳酸钠、1％氢氧化钠及5％氢氧化钠水溶液进行梯度萃取，达到分离的目的。

（2）显色反应　蒽醌类化合物的颜色反应主要基于其氧化还原性质以及分子中的酚羟基

性质。

① Feigl 反应　蒽醌类化合物在碱性条件下经加热能迅速与醛类及邻二硝基苯反应生成紫色化合物。其反应机理如下：

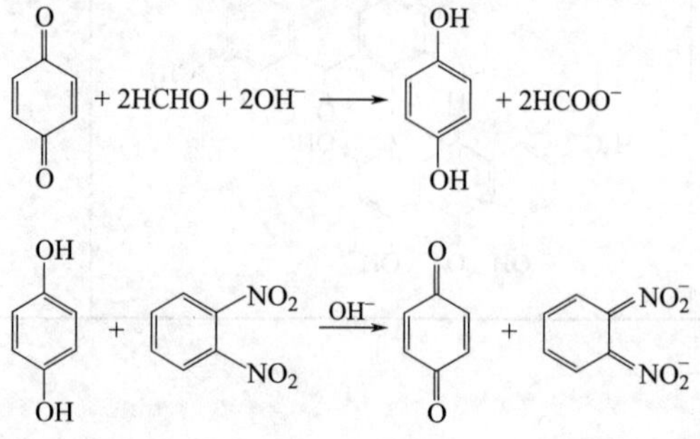

在此反应中，蒽醌类化合物在反应前后无变化，只是起到传递电子的媒介作用。蒽醌类化合物成分含量越高，反应速度也就越快。试验时可取蒽醌类化合物的水或苯溶液 1 滴，加入 25％碳酸钠水溶液、4％甲醛及 5％邻二硝基苯的苯溶液各 1 滴，混合后置水浴上加热，在 1～4min 内产生显著的紫色。

② Bornträger 反应　羟基蒽醌类化合物在碱性溶液中发生颜色改变，会使颜色加深。多呈橙、红、紫红及蓝色。例如羟基蒽蒽醌类化合物遇碱显红～紫红色，其机理如下：

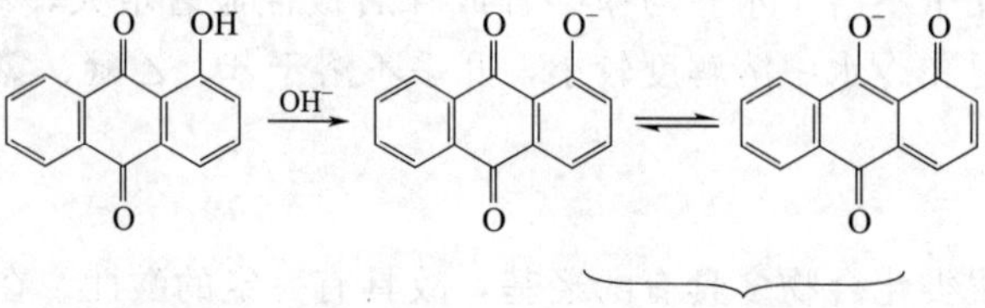

α-羟基蒽醌　　　　　　　　　　　红色

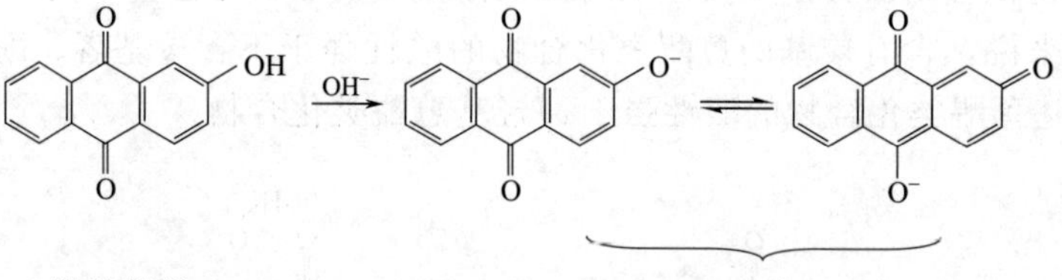

β-羟基蒽醌　　　　　　　　　　　红色

该显色反应与形成共轭体系的酚羟基和羰基有关，因此羟基蒽醌以及具有游离酚羟基的蒽醌苷均可呈色，但蒽酚、蒽酮、二蒽酮类化合物则需氧化形成羟基蒽醌类化合物后才能呈色。

用本反应检查中药中是否含有蒽醌类化合物成分时，可取样品粉末约 0.1g，加 10％硫酸水溶液 5mL，置水浴上加热 2～10min 趁热过滤，滤液冷却后加乙醚 2mL 振摇，静置后分取醚层溶液，加入 5％氢氧化钠水溶液 1mL，振摇。如有羟基蒽醌存在，醚层则由黄色退为无色，而水层显红色。

③ 与金属离子的反应　在蒽醌类化合物中，如果有 α-酚羟基或邻二酚羟基结构时，则可与 Pb^{2+}、Mg^{2+} 等金属离子形成络合物。以乙酸镁为例，生成物可能具有下列结构：

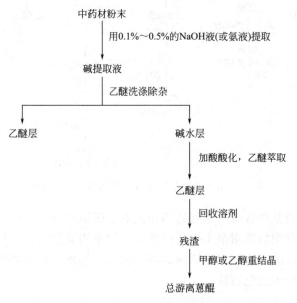

当蒽醌化合物具有不同的结构时，与醋酸镁形成的络合物也具有不同的颜色，如橙黄、橙红、紫红、紫、蓝色等。

第二节　蒽醌类化合物的制备技术

一、提取技术

1.有机溶剂提取法

游离蒽醌类的极性较小，可用极性较小的有机溶剂提取。苷类极性较苷元大，故可用甲醇、乙醇和水提取。实际工作中，一般常选甲醇或乙醇作为提取溶剂，可以把不同类型、不同存在状态、性质各异的蒽醌类成分都提取出来，所得的总蒽醌类提取物可进一步纯化与分离。

2.碱提酸沉法

用于提取具有游离酚羟基的蒽醌类化合物。酚羟基与碱成盐而溶于碱水溶液中，酸化后酚羟基游离而沉淀析出。工艺流程如图 6-1：

中药材粉末

用0.1%～0.5%的NaOH液(或氨液)提取

碱提取液

乙醚洗涤除杂

乙醚层　　　　　　碱水层

加酸酸化，乙醚萃取

乙醚层

回收溶剂

残渣

甲醇或乙醇重结晶

总游离蒽醌

图 6-1　碱提酸沉法提取蒽醌类化合物工艺流程

二、分离技术

1.蒽醌苷类与游离蒽醌的分离

蒽醌苷类与游离蒽醌衍生物的极性差别较大，故在有机溶剂中的溶解度不同。如苷类在氯仿中不溶，而游离者则溶于氯仿，可据此进行分离。一般羟基蒽醌类衍生物及其相应的苷类在植物体内多通过酚羟基或羧基结合成镁、钾、钠、钙盐形式存在，为充分提取出蒽醌类衍生物，必须预先加酸酸化使之全部游离后再进行提取。同理在用氯仿等极性较小的有机溶剂从水溶液中萃取游离蒽醌衍生物时也必须使之处于游离状态，才能达到分离苷或游离蒽醌的目的。

2.游离蒽醌的分离

（1）pH 梯度萃取法　采用 pH 梯度萃取法是分离游离蒽醌的常用方法。其流程如图 6-2：

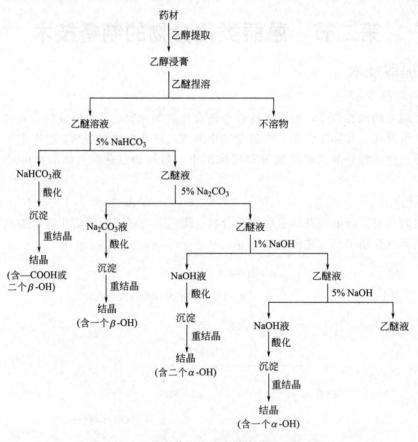

图 6-2　pH 梯度萃取法分离游离蒽醌工艺流程

（2）色谱法　当药材中含有一系列结构相近的蒽醌衍生物时，常需采用色谱法。分离游离羟基蒽醌衍生物时常用的吸附剂主要是硅胶，一般不用氧化铝，尤其不用碱性氧化铝，以避免与酸性的蒽醌类成分发生不可逆吸附而难以洗脱。另外，游离羟基蒽醌衍生物含有酚羟基，故有时也可采用聚酰胺色谱法。

3.蒽醌苷类的分离

蒽醌苷类因其分子中含有糖，故极性较大，水溶性较强，分离和纯化都比较困难，主要应用色谱方法。在进行色谱分离之前，往往采用溶剂法处理粗提物，除去大部分杂质，制得较纯的总苷后再进行色谱分离。

（1）溶剂法　在用溶剂法纯化总蒽醌苷提取物时，一般常用乙酸乙酯、正丁醇等极性较大的有机溶剂，将蒽醌苷类从水溶液中提取出来，使其与水溶性杂质相互分离。

（2）色谱法　是分离蒽醌苷类化合物最有效的方法，过去主要应用硅胶柱色谱。近年来葡聚糖凝胶柱色谱和反相硅胶柱色谱得到普遍应用，使极性较大的蒽醌苷类化合物得到有效分离。

应用葡聚糖凝胶柱色谱分离蒽醌苷类成分主要依据分子大小的不同，例如大黄蒽醌苷类的分离：将大黄的 70％甲醇提取液加到 Sephadex LH-20 凝胶柱上，并用 70％甲醇洗脱，分段收集，先后依次得到二蒽酮苷（番泻苷 B、番泻苷 A、番泻苷 D、番泻苷 C）、蒽醌二葡萄糖苷、蒽醌单糖苷、游离苷元。

第三节　蒽醌类成分的检识技术

一、理化检识

蒽醌类化合物的理化检识，一般利用 Feigl 反应、无色亚甲蓝显色反应。利用 Bornträger 反应初步确定羟基蒽醌化合物；利用对亚硝基二甲苯胺反应鉴定蒽酮类化合物。检识反应可在试管中进行，也可在 PC 或 TLC 上进行。

二、色谱检识

1. 薄层色谱

吸附剂多采用硅胶、聚酰胺，展开剂多采用混合溶剂如：苯、苯-甲醇（9∶1）、苯-乙酸乙酯（8∶2）等，对蒽醌苷采用极性较大的溶剂系统。

蒽醌类及其苷在可见光下多显黄色，在紫外光下则显黄棕、红、橙色等荧光，若用氨熏或以 10％氢氧化钾甲醇溶液、3％氢氧化钠或碳酸钠溶液喷之，颜色加深或变色。亦可用 0.5％醋酸镁甲醇溶液，喷后 90℃加温 5min，再观察颜色。

2. 纸色谱

羟基蒽醌类的纸色谱一般在中性溶剂系统中进行，可用水、乙醇、丙酮等与石油醚、苯混合使其达到饱和，分层后取极性小的有机溶剂层进行展开，常用展开剂如石油醚以甲醇饱和、正丁醇以浓氨水饱和等。显色剂一般用 0.5％醋酸镁甲醇液，根据羟基的不同位置可显不同颜色的斑点，也可用 1％～2％氢氧化钠或氢氧化钾溶液喷雾，显红色斑点。

蒽醌苷类具有较强亲水性，采用含水量较大的溶剂系统展开，才能得到满意结果。常用展开剂如苯-丙酮-水（4∶1∶2）、苯-吡啶-水（5∶1∶10）、氯仿-甲醇-水（2∶1∶1，下层）等。

第四节　蒽醌类成分制备实例

实例一　丹参中蒽醌类成分的制备

中药丹参为唇形科丹参（*Salvia miltiorrhiza*）的干燥根及根茎，其味苦，性微寒，具有活血化瘀、养血安神、调经止痛、凉血消痈等功效。现代药理研究表明丹参能改善外周循环、提高机体耐缺氧的能力，临床上用以治疗冠心病。此外还具有抗菌、抗肿瘤、镇静、镇痛和保肝等作用。

一、丹参中的主要化学成分及性质

丹参的主要化学成分为脂溶性成分和水溶性成分两大类，脂溶性成分为菲醌衍生物，如丹参醌Ⅰ、丹参醌ⅡA、丹参醌ⅡB、羟基丹参醌等。水溶性成分主要为丹参素、原儿茶醛和原儿茶酸等。丹参醌类化合物不溶于水，溶于有机溶剂。此类化合物多数呈中性，但丹参新醌甲、乙、丙因其醌环上含有羟基，显示较强的酸性，可溶于碳酸氢钠水溶液。

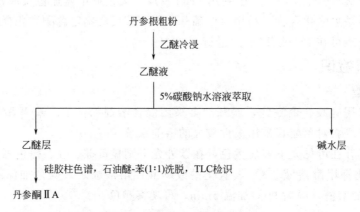

丹参醌Ⅰ   隐丹参醌   二氢丹参醌Ⅰ   次甲基丹参醌

二、丹参中丹参醌ⅡA的制备

丹参醌ⅡA的制备流程如图 6-3：

丹参根粗粉
│ 乙醚冷浸
乙醚液
│ 5%碳酸钠水溶液萃取
├─────────────────────────────┐
乙醚层   碱水层
│ 硅胶柱色谱，石油醚-苯(1:1)洗脱，TLC检识
丹参酮ⅡA

图 6-3   丹参醌ⅡA 的制备流程

实例二   大黄中蒽醌类成分的制备

大黄来源于蓼科多年生草本植物掌叶大黄、唐古特大黄或药用大黄的干燥根及根茎。大黄味苦，性寒，具有泻下攻积、清热凉血、活血化瘀、利胆退黄等功效，为常用中药之一。现代药理研究证明，大黄产生泻下的有效成分为番泻苷类，游离蒽醌类的泻下作用较弱；具有抗菌作用，其中以芦荟大黄素、大黄素及大黄酸作用较强，此外，还具有抗肿瘤、利胆保肝、利尿、止血作用等。

一、大黄中的主要化学成分及性质

大黄的化学成分主要为蒽醌类化合物，总含量 2%～5%，其中游离的羟基蒽醌类化合物仅占 1/10～1/5，主要为大黄酚、大黄素、芦荟大黄素、大黄素甲醚和大黄酸等。大多数羟基蒽醌类化合物是以苷的形式存在，如大黄酚葡萄糖苷、大黄素葡萄糖苷及番泻苷 A、番泻苷 B、番泻苷 C、番泻苷 D 等。大黄中除了上述成分外，还含有鞣质、脂肪酸及少量的土大黄苷和土大黄苷元。

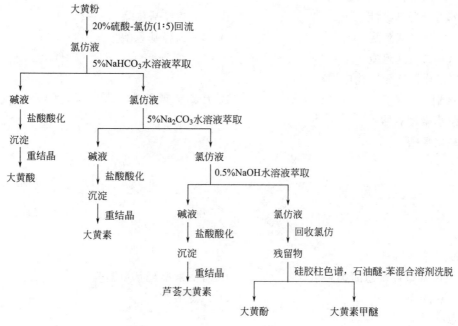

	R^1	R^2
大黄素	OH	CH_3
大黄酚	H	CH_3
大黄素甲醚	OCH_3	CH_3
芦荟大黄素	H	CH_2OH
大黄酸	H	COOH

大黄酚：长方形或单斜形结晶（乙醚或苯），能升华。几乎不溶于水，难溶于石油醚，略溶于冷乙醇，溶于苯、氯仿、乙醚、冰醋酸及丙酮，易溶于沸乙醇、氢氧化钠水溶液。

大黄素：橙色针状结晶（乙醇），几乎不溶于水，溶于碳酸钠水溶液、氨水、氢氧化钠水溶液、乙醇、甲醇、丙酮，乙醚中溶解度为 0.14％，氯仿中为 0.078％。

大黄素甲醚：金黄色针晶，几乎不溶于水、碳酸钠水溶液，微溶于乙酸乙酯、甲醇、乙醚，溶于苯、吡啶、氯仿、氢氧化钠水溶液。

芦荟大黄素：橙色针状结晶（甲苯），略溶于乙醇、苯、氯仿、乙醚和石油醚，溶于碱水溶液和吡啶，易溶于热乙醇、丙酮、甲醇、稀氢氧化钠水溶液。

二、大黄中蒽醌类成分的制备

从大黄中提取分离游离羟基蒽醌时，可先用 20％硫酸和氯仿的混合液，水浴回流水解并使游离蒽醌转入有机溶剂中，然后采用不同 pH 的碱液进行分离，流程如图 6-4：

图 6-4　大黄中蒽醌类成分的制备工艺流程

在上述流程中除可使用氯仿-硫酸外，还可使用苯-硫酸或直接用乙醇、氯仿或苯提取，然后再用 pH 梯度法进一步分离。

另外，用硅胶柱色谱分离大黄酚与大黄素甲醚时，也可用石油醚-乙酸乙酯作洗脱剂进行分离，或将大黄酚和大黄素甲醚的混合物上纤维素柱，用水饱和的石油醚作洗脱剂，亦可得到较好的分离效果。

目标检测

一、单项选择题

1.茜草素型蒽醌母核上的羟基分布情况是（　　　）。

A. 在两个苯环的 β 位　　　　　　　　B. 在两个苯环的 α 位

C. 在两个苯环的 α 或 β 位　　　　　D. 在一个苯环的 α 或 β 位

E. 在醌环上

2.下列化合物中 β 位有—COOH 取代的是（　　　）。

A. 大黄素　　　　　B. 大黄酚　　　　　C. 大黄素甲醚　　　　D. 芦荟大黄素

E. 大黄酸

3.能与碱液反应生成红色的化合物是（　　　）。

A. 黄芩素　　　　　B. 香豆素　　　　　C. 强心苷　　　　　D. 皂苷

E. 大黄素

4.总游离蒽醌的醚溶液，用冷 5% $NaHCO_3$ 水溶液萃取可得到（　　　）。

A. 带 1 个 α-羟基蒽醌　　　　　　　B. 有 1 个 β-羟基蒽醌

C. 有 2 个 α-羟基蒽醌　　　　　　　D. 1,8-二羟基蒽醌

E. 3,7-二羟基蒽醌

5.下列化合物酸性最强的是（　　　）。

A. 2,7-二羟基蒽醌　　　　　　　　　　B. 1,8-二羟基蒽醌

C. 1,2-二羟基蒽醌　　　　　　　　　　D. 1,6-二羟基蒽醌

E. 1,4-二羟基蒽醌

6.芦荟苷按苷元结构应属于（　　　）。

A. 蒽酮　　　　　　　　　　　　　　　B. 大黄素型蒽醌

C. 茜草素型蒽醌　　　　　　　　　　　D. 二蒽醌

E. 氧化蒽醌

芦荟苷

7.番泻苷 A 属于（　　　）。

A. 大黄素型羟基蒽醌类　　　　　　　　B. 茜草素型羟基蒽醌类

C. 二蒽酮类　　　　　　　　　　　　　D. 二蒽醌类

E. 蒽酮类

8.下列蒽醌类化合物中，酸性强弱顺序是（　　　）。

A. 大黄酸＞大黄素＞芦荟大黄素＞大黄酚

B. 大黄素＞芦荟大黄素＞大黄酸＞大黄酚

C. 大黄酸＞芦荟大黄素＞大黄素＞大黄酚

D. 大黄酚＞芦荟大黄素＞大黄素＞大黄酸

E. 大黄酸＞大黄素＞大黄酚＞芦荟大黄素

9.下列蒽醌类化合物酸性强弱顺序应该是（　　　）。

A.①＞②＞③＞④

C.②＞③＞①＞④

B.②＞①＞③＞④

D.②＞④＞①＞③

10.大黄素型蒽醌母核上的羟基分布情况是（　　　）。

A.一个苯环的 β 位

C.在两个苯环的 α 或 β 位

E.在醌环上

B.苯环的 β 位

D.一个苯环的 α 或 β 位

二、多项选择题

1.下列中药中含有蒽醌类成分的有（　　　）。

A.大黄　　　　　　B.虎杖　　　　　　C.何首乌　　　　　　D.决明子

E.番泻叶

2.下列蒽醌的乙醚溶液，用5％碳酸钠溶液萃取，可溶于碱水层的有（　　　）。

A.番泻苷 A　　　　B.大黄酸　　　　　C.大黄素　　　　　D.大黄酚

E.大黄素甲醚

3.下列结构中具有 β-羟基的化合物有（　　　）。

A.1,8-二羟基蒽醌

C.1,3,4-三羟基蒽醌

E.1,4,6-三羟基蒽醌

B.1,3-二羟基蒽醌

D.1,8-二羟基-3-羧基蒽醌

4.番泻苷 A 的结构特点是（　　　）

A.为二蒽醌类化合物

C.有 2 个—COOH

E.二蒽酮为中位连接，即 C_{10}-$C_{10'}$

B.为二蒽酮类化合物

D.有 2 分子葡萄糖

5.羟基蒽醌与醋酸镁试剂反应呈紫红色的是（　　　）

A.1,4-二羟基蒽醌

C.1,3,4-三羟基蒽醌

E.1,5,8-三羟基蒽醌

B.1,8-二羟基蒽醌

D.1,8-二羟基-3-羧基蒽醌

三、思考题

1.蒽醌类化合物分哪几类？举例说明。

2.为什么 β-羟基蒽醌比 α-羟基蒽醌的酸性大？

3.pH 梯度萃取法的原理是什么，适用于哪些中药成分的分离？

第七章
香豆素类成分的制备

第一节　认识香豆素

香豆素类（coumarins）成分是一类具有苯骈 α-吡喃酮母核的天然产物的总称，在结构上可以看成是顺式邻羟基桂皮酸脱水而形成的内酯类化合物。

顺式邻羟基桂皮酸　　　　　香豆素母核

香豆素类化合物广泛存在于自然界，最早由豆科植物香豆中提取获得，并且具有芳香气味，故而命名为香豆素。香豆素可用于制造香料，放在糖果、糕点中可调味，也可加入烟草中增加天然香味。香豆素类化合物既是制造多种化学品的基本原料，也具有重要的药用价值。香豆素类化合物广泛分布于伞形科、芸香科、菊科、豆科、茄科、瑞香科、兰科等。中药独活、白芷、前胡、蛇床子、九里香、茵陈、补骨脂、秦皮、续随子等都含有香豆素类成分。

香豆素类成分具有多方面的生物活性。秦皮中七叶内酯和七叶苷是治疗痢疾的有效成分。茵陈中滨蒿内酯具有利胆作用。蛇床子中蛇床子素可用于杀虫止痒。补骨脂中呋喃香豆素类具有光敏活性，用于治疗白斑病。

香豆素类成分在植物体内往往以游离形式（称为游离香豆素或香豆素苷元）或与糖结合成苷（称为香豆素苷）的形式存在。

一、结构与分类

香豆素类成分的结构分类，主要依据在 α-吡喃酮环上有无取代，7 位羟基是否和 6、8 位取代异戊烯基缩合形成呋喃环、吡喃环来进行，通常将香豆素类化合物大致分为四类，见表 7-1。

表 7-1　香豆素类成分的主要结构类型

结构类型	基本结构	活性成分实例
（一）简单香豆素类	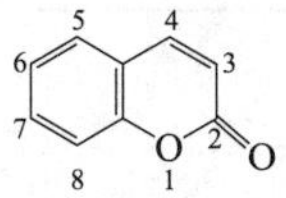	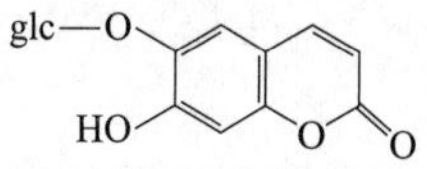 七叶苷（秦皮甲素） 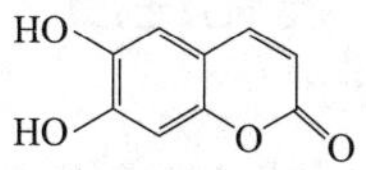 七叶内酯（秦皮乙素）
（二）呋喃香豆素类		
① 6,7-呋喃香豆素类	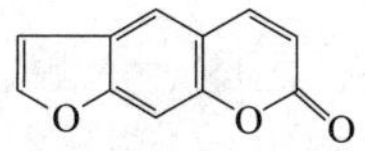 线形	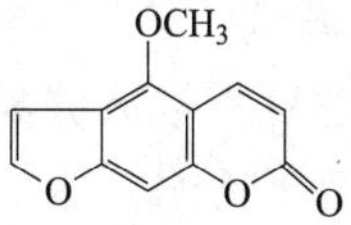 佛手柑内脂
② 7,8-呋喃香豆素类	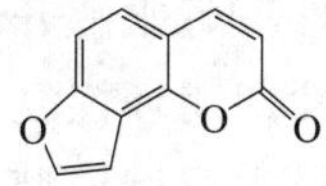 角形	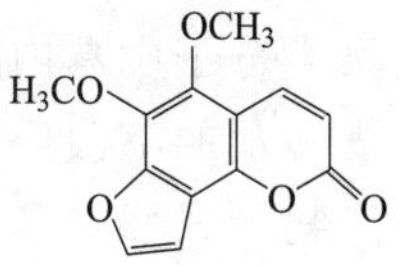 虎耳草素
（三）吡喃香豆素类		
① 6,7-吡喃香豆素类	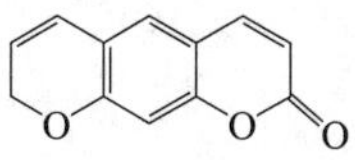 线形	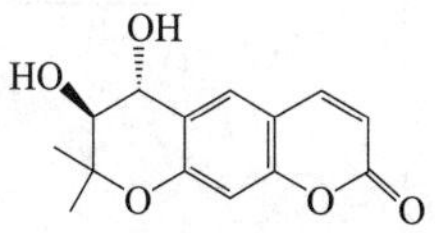 紫花前胡醇
② 7,8-吡喃香豆素类	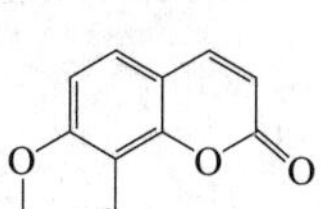 角形	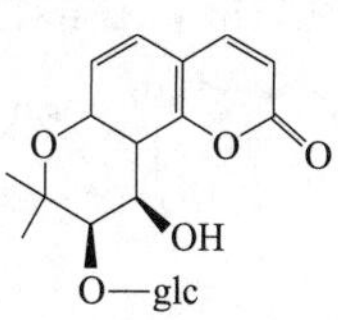 白花前胡苷 II

结构类型	基本结构	活性成分实例
(四)其他香豆素类		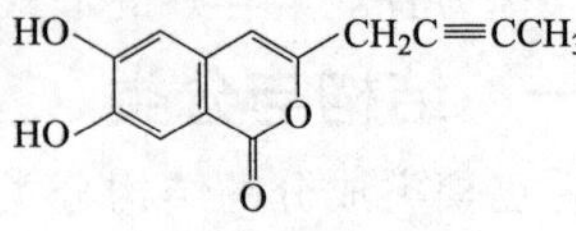 茵陈内酯 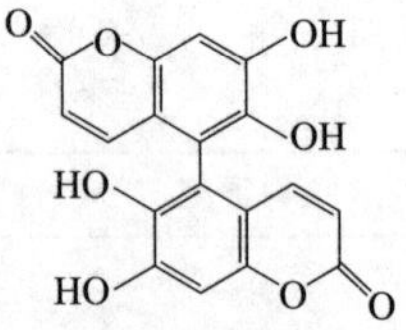 双七叶内酯

二、理化性质

1. 性状

游离香豆素类成分多为结晶性物质，分子量小的游离香豆素类化合物多具有芳香气味与挥发性，能随水蒸气蒸馏出来，且具升华性。香豆素苷类一般呈粉末或晶体状，不具挥发性，也不能升华。在紫外光照射下，香豆素类成分多显现蓝色或紫色荧光。

2. 溶解性

游离香豆素类成分易溶于乙醚、氯仿、丙酮、乙醇、甲醇等有机溶剂，也能部分溶于沸水，但不溶于冷水。香豆素苷类成分易溶于甲醇、乙醇，可溶于水，难溶于乙醚、氯仿等低极性有机溶剂。

3. 内酯的碱水解

香豆素类分子中具内酯结构，碱性条件下可水解开环，生成顺式邻羟基桂皮酸盐。顺式邻羟基桂皮酸盐的溶液经酸化至中性或酸性即闭环恢复为内酯结构。但如果与碱液长时间加热，开环产物顺式邻羟基桂皮酸衍生物则发生双键构型的异构化，转变为反式邻羟基桂皮酸衍生物，此时，再经酸化也不能环合为内酯。

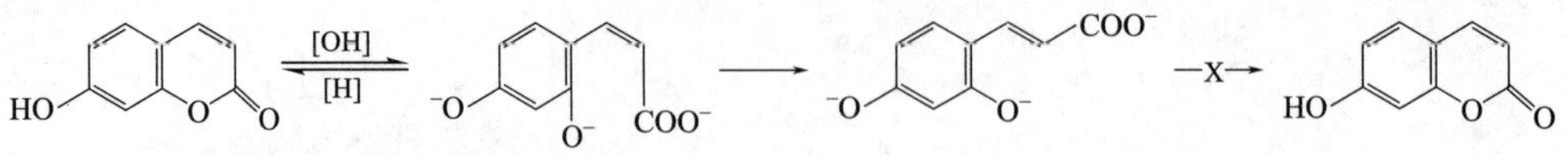

4. 显色反应

(1) 异羟肟酸铁反应　香豆素类成分具有内酯结构，在碱性条件下开环，与盐酸羟胺缩合生成异羟肟酸，在酸性条件下再与 Fe^{3+} 络合而显红色。

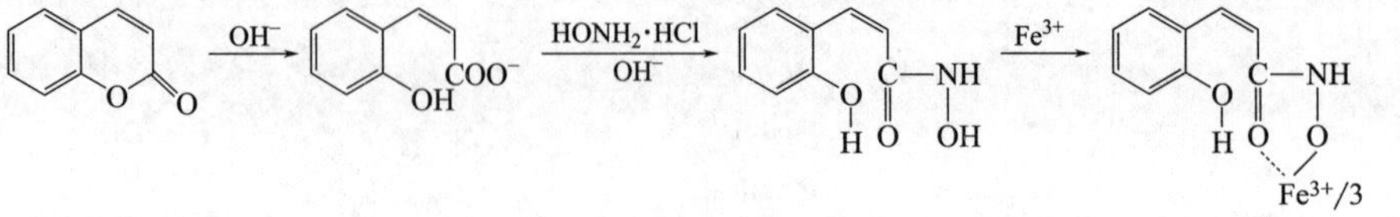

(2) 酚羟基反应　香豆素类成分常具有酚羟基取代，可与三氯化铁溶液反应产生绿色至墨绿色沉淀。若取代酚羟基的邻、对位无取代，可与重氮化试剂反应而显红色至紫红色。

（3）Gibb's 反应　香豆素类成分在碱性条件（pH9～10）下内酯环水解生成酚羟基，如果其对位（6 位）无取代，与 2,6-二溴苯醌氯亚胺（Gibb's 试剂）反应而显蓝色。利用此反应可判断香豆素分子中 C6 位是否有取代基存在。

（4）Emerson 反应　与 Gibb's 反应类似，香豆素类成分如在 6 位无取代，内酯环在碱性条件下开环后与 Emerson 试剂（4-氨基安替比林和铁氰化钾）反应生成红色。此反应可于判断 C6 位有无取代基存在。

第二节　香豆素类化合物的制备技术

一、提取技术

以亲脂性的游离形式存在的香豆素类成分，可以用一般的有机溶剂，如乙醚、氯仿、丙酮等提取，而香豆素苷类因极性增大而具亲水性，可选亲水性溶剂，如甲醇、乙醇或水提取。此外，香豆素类成分具有内酯结构，亦可用碱溶酸沉法提取；部分小分子香豆素类成分具有挥发性，可用水蒸气蒸馏法提取。

1. 溶剂提取法

香豆素类成分可用各种溶剂提取，如甲醇、乙醇、丙酮、乙醚等。其提取方法可采用乙醚等溶剂先提取脂溶性成分，再用甲醇（乙醇）或水提取极性大的部分。也可先用甲醇（乙醇）或水提取，再用溶剂或大孔吸附树脂法提取脂溶性部位和水溶性部位。溶剂提取法是香豆素类成分提取的主要方法。

如从前胡中提取香豆素类成分，是先用乙醇回流提取，回收溶剂得醇浸膏。醇浸膏分散在水中，先以乙酸乙酯萃取得到脂溶性部分，再以正丁醇萃取得到香豆素苷类。

2. 碱溶酸沉法

用溶剂法提取香豆素类成分，常有大量中性杂质存在，可利用香豆素类具有内酯结构，能溶于稀碱液而和其他中性成分分离，碱溶液酸化后内酯环合，香豆素类成分即可游离析出，也可用乙醚等有机溶剂萃取得到。

因香豆素类的开环产物顺式邻羟基桂皮酸在碱液中长时间加热会异构为反式邻羟基桂皮酸，故碱溶酸沉法必须严格控制在比较温和的条件下进行。

3. 水蒸气蒸馏法

小分子的香豆素类成分因具有挥发性，可采用水蒸气蒸馏法提取，但本法适用面窄，且受热温度高而时间长，有时可能引起结构的变化，现已少用。

二、分离技术

中药中的香豆素类成分往往是结构类似、极性相近的一种或几种小类型的香豆素类化合物共同存在，用常规的溶剂法、结晶法难以相互分离，一般应用色谱法进行分离纯化。常用的色谱分离方法有柱色谱、制备薄层色谱和高效液相色谱。

柱色谱分离一般采用硅胶为吸附剂，洗脱剂可先用薄层色谱试验筛选，常用的洗脱系统可用环己烷（石油醚）-乙酸乙酯、环己烷（石油醚）-丙酮、氯仿-丙酮等。氧化铝一般不用于香豆素类成分的柱色谱分离。香豆素苷类的分离可用反相硅胶（Rp-18、Rp-8 等）柱色谱，常用的洗脱系统可用水-甲醇、甲醇-氯仿。此外，葡聚糖凝胶 Sephadex LH-20 柱色谱等也可用于香豆素类成分的分离。

第三节　香豆素类成分的检识技术

一、理化检识

1. 荧光

香豆素类化合物在紫外光（365nm）照射下一般显蓝色或紫色的荧光，可用于检识。7-羟基香豆素类往往有较强的蓝色荧光，加碱后其荧光更强，颜色变为绿色。

2. 显色反应

香豆素类物质分子中具有内酯结构，往往还具有酚羟基，通过这些基团的显色反应，能为检识与鉴别香豆素类成分提供参考。常用异羟肟酸铁反应检识香豆素内酯环的存在与否，利用与三氯化铁溶液的反应判断酚羟基的有无。Gibb's 反应和 Emerson 反应可用来检查 C6 位是否有取代基。

二、色谱检识

香豆素类成分一般用薄层色谱检识，常用硅胶作为吸附剂，游离香豆素类可用环己烷（石油醚）-乙酸乙酯（5∶1～1∶1）、氯仿-丙酮（9∶1～5∶1）等溶剂系统展开。香豆素苷类可依极性选用不同比例的氯仿-甲醇作展开剂。在紫外光（365nm）下观察，香豆素类成分在色谱上多显蓝色、紫色荧光斑点，或喷异羟肟酸铁试剂显色。此外，纸色谱、聚酰胺色谱也可用于香豆素类化合物的检识。

第四节　香豆素类成分制备实例

实例一　秦皮中香豆素类成分的制备

秦皮的来源为木犀科植物苦枥白蜡树 、白蜡树、宿柱白蜡树的干燥枝皮及干皮，具有清热燥湿、明目等功效。秦皮中含有七叶内酯、七叶苷、秦皮素以及秦皮苷等香豆素类化合物。七叶内酯和七叶苷为其主要成分，具有抗炎、镇痛、止咳、祛痰与平喘等作用。

一、秦皮中的主要化学成分及性质

秦皮主要的化学成分是香豆素类，其中苦枥白蜡树皮含有七叶内酯、七叶苷；白蜡树树皮含有七叶内酯、秦皮素；宿柱白蜡树含有七叶内酯、七叶苷、秦皮素等，香豆素类成分是中药秦皮的主要药效物质。

七叶内酯：分子式 $C_9H_6O_4$，黄色针状结晶（稀醇）或黄色叶状结晶（真空升华），mp. 268～270℃。易溶于甲醇、乙醇和冰乙酸，可溶于丙酮，不溶于乙醚和水。也易溶于稀碱液，并显蓝色荧光。

七叶苷：分子式 $C_{15}H_{16}O_9$，浅黄色针状结晶（热水），为倍半水合物，mp.204～206℃。易溶于甲醇、乙醇和乙酸，可溶于沸水。也易溶于稀碱液，并显蓝色荧光。

二、秦皮中香豆素类成分制备

从秦皮（苦枥白蜡树皮）中提取分离七叶内酯和七叶苷的一般方法如图 7-1 所示。

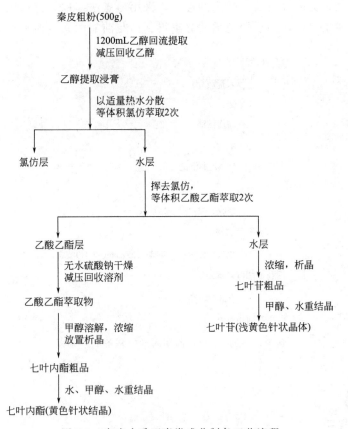

图 7-1　秦皮中香豆素类成分制备工艺流程

实例二　前胡中香豆素类成分的制备

一、前胡中的主要成分及性质

前胡的植物来源主要有白花前胡和紫花前胡，药用干燥的根。具有宣散风热，降气化痰的功效。现代研究表明，前胡主要含有香豆素类成分，前胡香豆素具有祛痰、解痉、抗过敏等生理活性。

白花前胡中部分香豆素成分及结构如下：

白花前胡丙素

白花前胡丙素为白色块状结晶，常含 3 分子结晶水，加热至 185℃以上熔融继而分解。白花前胡丙素可溶于乙醇、三氯甲烷、乙醚、乙酸乙酯、石油醚，也可溶于热水、沸水（1：200），但不溶于冷水（1：10000）。

二、前胡中白花前胡丙素的制备

利用游离香豆素类成分可溶于热水的性质，采用煎煮法提取，然后用乙醇沉淀法除水溶性杂质，再用石油醚萃取，最后用色谱法分离得到白花前胡丙素，流程如图 7-2 所示。

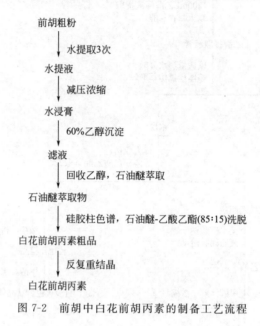

图 7-2　前胡中白花前胡丙素的制备工艺流程

目标检测

一、单项选择题

1. 判断香豆素 6 位是否有取代基的反应是（　　）。

A. 异羟肟酸铁反应　　　　　　　　　　B. Gibb's 反应

C. 三氯化铁反应　　　　　　　　　　　D. 盐酸-镁粉反应

2. 在鉴别香豆素类化合物时，一般首选的显色反应是（　　）。

A. Molish 反应　　　　　　　　　　　　B. 异羟肟酸铁反应

C. 浓硫酸反应　　　　　　　　　　　　D. Gibb's 反应

3. 下列化合物具有升华性的是（　　）。

A. 皂苷　　　　　　B. 强心苷　　　　　　C. 香豆素　　　　　　D. 黄酮

4. 游离香豆素可溶于热的氢氧化钠水溶液，是由于其结构中存在（　　）。

A. 甲氧基　　　　　　　　　　　　　　B. 亚甲二氧基

C. 内酯环　　　　　　　　　　　　　　D. 酚羟基对位的活泼氢

E. 酮基

5. 香豆素的基本母核为（　　）。

A. 苯骈 α-吡喃酮　　　　　　　　　　　B. 对羟基桂皮酸

C. 反式邻羟基桂皮酸　　　　　　　　　　D. 顺式邻羟基桂皮酸

E. 苯骈 γ-吡喃酮

6. $FeCl_3$ 试剂反应的条件是（　　　）。

A. 内酯环　　　　　B. 酚羟基　　　　　C. 芳环　　　　　D. 甲氧基

E. 羟基

7. 秦皮中七叶内酯的结构类型为（　　　）。

A. 简单香豆素　　　B. 双香豆素　　　　C. 呋喃香豆素　　　D. 异香豆素

E. 吡喃香豆素

8. 异羟肟酸铁反应的现象是（　　　）。

A. 绿色　　　　　　B. 蓝色　　　　　　C. 红色　　　　　D. 黑色

E. 紫色

9. 七叶内酯属于（　　　）。

A. 呋喃香豆素　　　B. 简单香豆素　　　C. 吡喃香豆素　　　D. 异香豆素

E. 双香豆素

10. 下列化合物具有强烈天蓝色荧光的是（　　　）。

A. 七叶内酯　　　　B. 大黄素　　　　　C. 大豆皂苷　　　　D. 甘草酸

E. 芸香苷

二、多项选择题

1. 小分子游离香豆素具有的性质包括（　　　）。

A. 有香味　　　　　B. 有挥发性　　　　C. 能升华　　　　　D. 能溶于沸水

E. 能溶于冷水

2. 判断香豆素 6 位是否有取代基，可用的反应是（　　　）。

A. 异羟肟酸铁反应　　　　　　　　　　　B. Gibb's 反应

C. 三氯化铁反应　　　　　　　　　　　　D. 盐酸-镁粉反应

E. Emerson 反应

3. 检识香豆素苷类化合物可用（　　　）。

A. 碘化铋钾试剂　　　　　　　　　　　　B. Molish 反应

C. 盐酸-镁粉反应　　　　　　　　　　　D. Liebermann-Burchard 反应

E. 异羟肟酸铁反应

4. 游离的小分子香豆素提取可用（　　　）。

A. 碱溶酸沉法　　　　　　　　　　　　　B. 水蒸气蒸馏法

C. 色谱法　　　　　　　　　　　　　　　D. 升华法

E. 有机溶剂法

5. 含有香豆素的中药有（　　　）。

A. 秦皮　　　　　　B. 厚朴　　　　　　C. 五味子　　　　　D. 补骨脂

E. 大黄

三、思考题

1. 为什么可用碱溶酸沉法提取分离香豆素类成分？分析说明提取分离时应注意什么问题？

2. 香豆素类化合物在薄层色谱和纸色谱展开后的显色，为什么首选荧光观察？

第八章
皂苷类成分的制备

知识目标

① 掌握皂苷类成分提取分离有关的理化性质和重要提取分离方法的原理；
② 熟悉皂苷的结构、性质和检识；
③ 了解皂苷类化学成分的分布情况和生物活性。

能力目标

① 学会制备皂苷类化学成分及理化鉴定操作；
② 学会皂苷类化学成分的色谱检识操作。

皂苷是一类结构较复杂的化合物。因其水溶液经振摇后，可产生大量持久不消的蜂窝状泡沫，与肥皂相似，故名皂苷。

皂苷类化合物在自然界中分布很广，许多天然药物如人参、三七、桔梗、远志、柴胡、甘草、薯蓣、知母、地榆、绞股蓝和白头翁等的主要成分都是皂苷，它们以游离形式或者以与糖结合成苷的形式存在。三萜皂苷类化合物则多数可溶于水，其水溶液振摇后能产生大量持久性肥皂样泡沫，故被称为三萜皂苷。三萜皂苷多具有羧基，所以又常被称为酸性皂苷。

皂苷是很好的表面活性剂，可以乳化油脂，用作去垢剂。我国劳动人民历来用以洗衣服的皂荚、无患子即含有大量皂苷。皂苷类化合物具有广泛的生理活性。人参和黄芪皂苷可增强机体的免疫功能，柴胡皂苷 a 和 d 可降低由于饲喂胆固醇而引起的血浆胆固醇、三油酸甘油酯和磷脂的升高等。

第一节　认识皂苷

一、结构与分类

目前常用的分类方法是按照皂苷元的结构不同将皂苷分为甾体皂苷和三萜皂苷两大类。

1. 甾体皂苷

甾体皂苷的结构类型见表 8-1。

表 8-1　甾体皂苷的主要结构类型

类型	基本母核	活性成分实例
异螺旋甾烷型	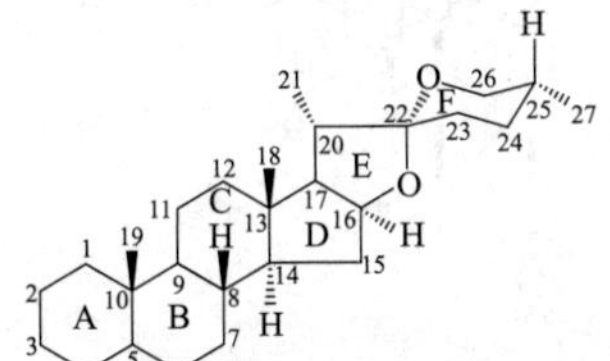	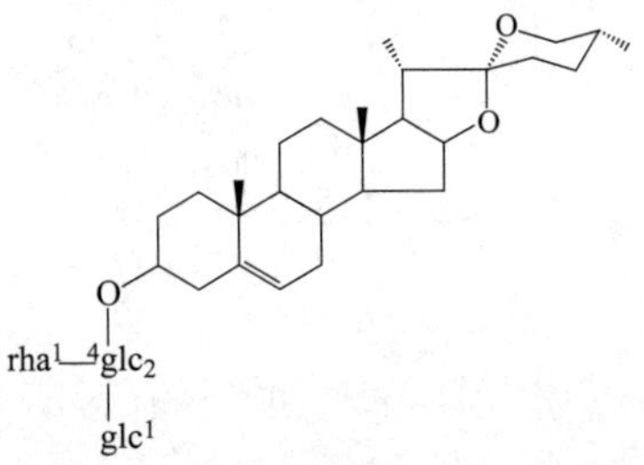 薯蓣皂苷
螺旋甾烷型	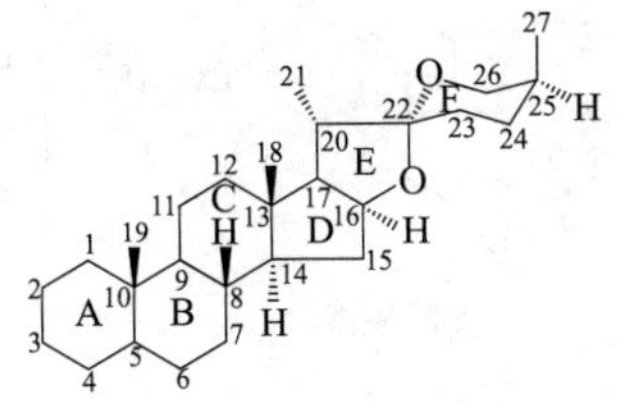	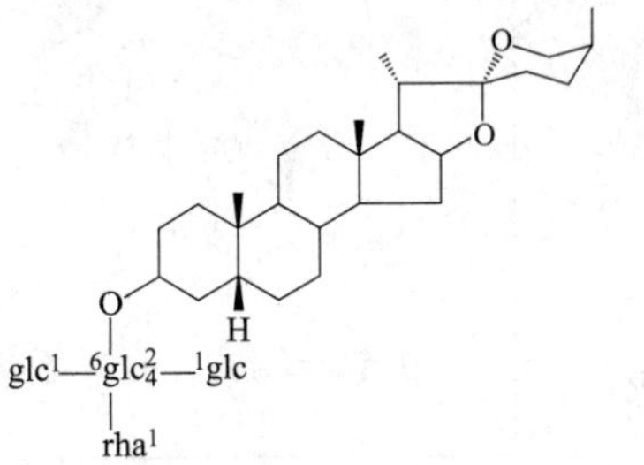 菝葜皂苷

　　甾体皂苷元的结构特点主要有以下几个方面：

　　（1）母核由 A、B、C、D、E 和 F 六个环组成，其中 A、B、C、D 环为甾体母核。E 环是呋喃环，F 环是吡喃环。

　　（2）C27 为 β-型（直立键）时，称螺旋甾烷；而 C27 为 α-型（平伏键）时，称异螺旋甾烷。

　　（3）此类皂苷由于分子中不含羧基，呈中性，故甾体皂苷又称中性皂苷。

2. 三萜皂苷

　　三萜是由 30 个碳原子组成的萜类化合物，三萜皂苷在自然界中的分布比甾体皂苷广泛。

　　三萜皂苷分为四环三萜皂苷和五环三萜皂苷两大类。由于分子中常连有羧基，故多为酸性皂苷（尤其是五环三萜皂苷，部分四环三萜皂苷为中性皂苷）。其结构类型、活性成分实例及结构特征见表 8-2。

表 8-2　三萜皂苷的主要结构类型

结构名称	结构类型	活性成分实例	结构特征
四环三萜苷皂	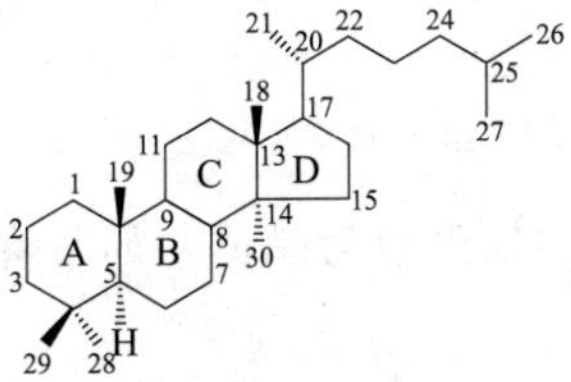 羊毛脂甾烷型	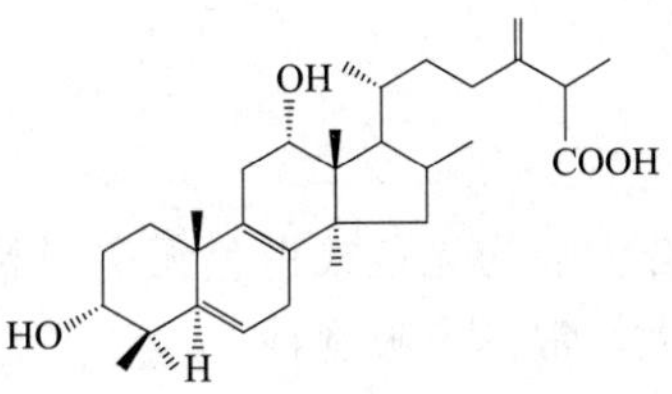 猪苓酸 A	C18 甲基连在 C13 位

结构名称	结构类型	活性成分实例	结构特征
四环三萜苷皂	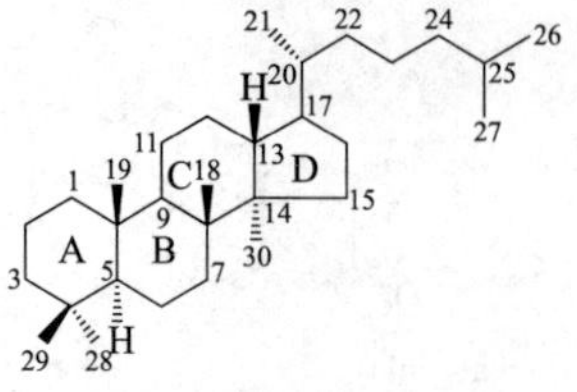 达玛烷型	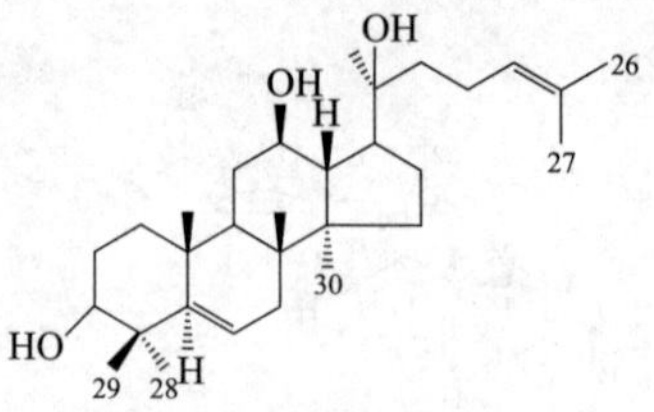 20（S）-原人参二醇	C18甲基连在C8位
五环三萜皂苷	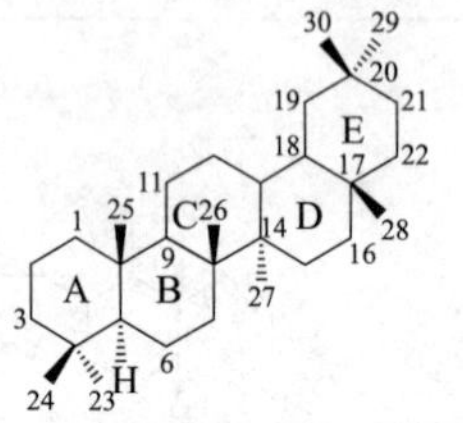 β-香树脂烷型（齐墩果烷型）	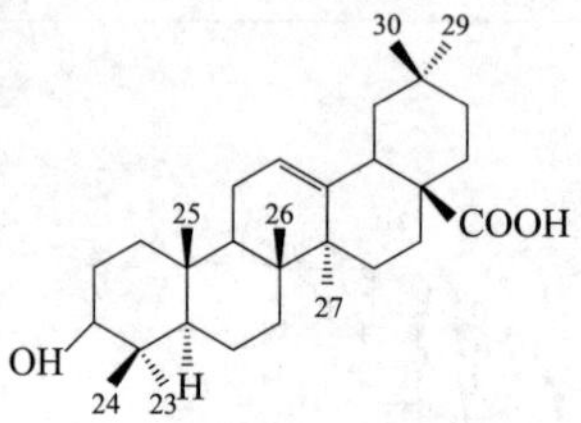 齐墩果酸	C10、C8、C17上的甲基均为α-型，而C14上的甲基为β-型，C4位和C20位各有两个甲基
五环三萜皂苷	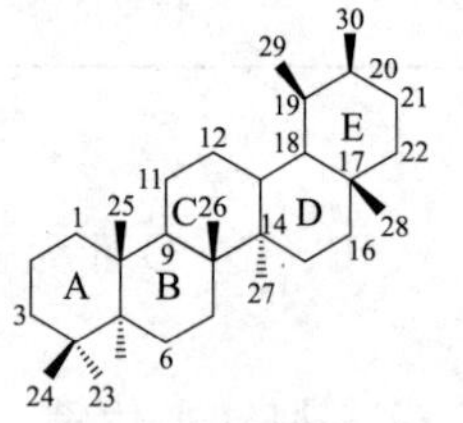 α-香树脂烷型（乌苏烷型或熊果烷型）	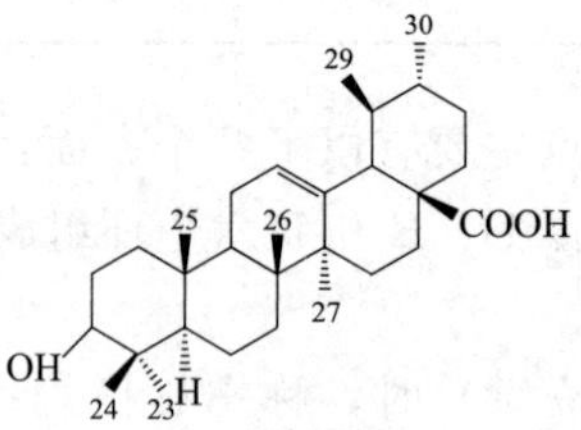 熊果酸	与β-香树脂烷型的区别是：E环上C29、C30甲基分别连接在C19、C20上
	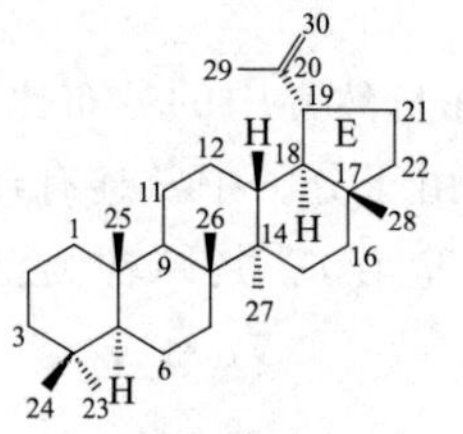 羽扇豆烷型	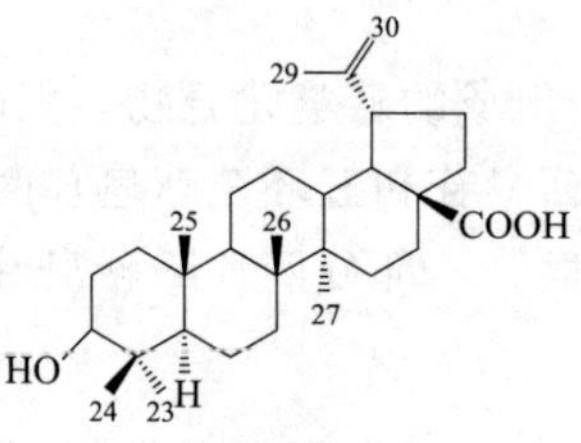 白桦脂酸	与齐墩果烷型的区别是：E环是五元环，C19位有α-构型的异丙基取代

二、理化性质

1. 物理性质

（1）性状　三萜皂苷大多为无色或白色无定形粉末，仅少数为晶体，如常春藤皂苷为针状结晶。皂苷因极性较大，常具有吸湿性。

皂苷多有苦味和辛辣味，且对人体黏膜有强烈刺激性。某些皂苷内服能刺激消化道黏膜，产生反射性黏液腺分泌，故可用于祛痰止咳。但有的皂苷无此种性质，例如甘草皂苷有显著的甜味，对黏膜刺激性亦弱。

（2）**熔点与旋光性** 皂苷的熔点较高，但有的常在熔融前即被分解，因此无明显的熔点，一般测得的大多是分解点，多在 200～350℃之间。

三萜皂苷类化合物均有旋光性。

（3）**溶解度** 游离三萜皂苷类化合物能溶于石油醚、乙醚、氯仿、甲醇、乙醇等有机溶剂，而不溶于水。三萜皂苷类，由于糖分子的引入，使极性增大，可溶于水，易溶于热水、稀醇、热甲醇和热乙醇中，几乎不溶或难溶于丙酮、乙醚以及石油醚等极性小的有机溶剂。皂苷在含水丁醇或戊醇中溶解度较好，因此在实验研究中常将正丁醇作为提取分离皂苷的溶剂。

（4）**发泡性** 皂苷水溶液经强烈振摇能产生持久性的泡沫，且不因加热而消失，这是由于皂苷具有降低水溶液表面张力的缘故，因此有些皂苷也可作为清洁剂、乳化剂应用。

2.化学性质

（1）**颜色反应** 三萜类化合物在无水条件下，与强酸（硫酸、磷酸、高氯酸）、中等强酸（三氯乙酸）或 Lewis 酸（氯化锌、三氯化铝、三氯化锑）作用，会产生颜色变化或荧光。

① Liebermann-Burchard 反应 将样品溶于乙酸酐中，加浓硫酸-乙酸酐（1：20）数滴，可产生黄→红→紫→蓝等颜色变化，最后褪色。

② Kahlenberg 反应 将样品的氯仿或醇溶液点于滤纸上，喷 20％五氯化锑的氯仿溶液（或三氯化锑饱和的氯仿溶液），干燥后 60～70℃加热，显蓝色、灰蓝色、灰紫色等多种颜色。

③ Rosen-Heimer 反应 将样品溶液滴在滤纸上，喷 25％三氯乙酸的乙醇溶液，加热至100℃，呈红色逐渐变为紫色。

④ Salkowski 反应 将样品溶于氯仿，加入浓硫酸后，在硫酸层呈现红色或蓝色，氯仿层有绿色荧光出现。

⑤ Tschugaeff 反应 将样品溶于冰乙酸中，加乙酰氯数滴及氯化锌结晶数粒，稍加热，则呈现淡红色或紫红色。

上述检识反应汇总见表 8-3。

表 8-3 检识反应汇总表

检识反应	检识对象	检识试剂	检识现象
乙酸酐-浓硫酸反应（Liebermann-Burchard 反应）	甾体皂苷三萜皂苷	乙酸酐-浓硫酸	甾体皂苷呈蓝绿色三萜皂苷呈红色或紫色
氯仿-浓硫酸反应（Salkowski 反应）	多数皂苷	氯仿-浓硫酸	氯仿层呈绿色荧光硫酸层呈红色或蓝色
三氯乙酸反应（Rosen-Heimer 反应）	甾体皂苷三萜皂苷	三氯乙酸-乙醇	加热 60℃显红色,渐变紫色为甾体皂苷加热 100℃显红色,渐变紫色为三萜皂苷
五氯化锑反应（Kahlenberg 反应）	多数皂苷	五氯化锑-氯仿	溶液为蓝色、灰蓝色或灰紫色
冰乙酸-乙酰氯反应（Tschugaeff 反应）	多数皂苷	冰乙酸-乙酰氯	溶液为淡红色或紫色

（2）皂苷的水解　皂苷可采用酸水解、酶水解、乙酰解、Smith 降解等方法进行水解。选择合适的水解方法或通过控制水解的具体条件，可以使皂苷完全水解，也可以使皂苷部分水解。

① 酸水解　皂苷酸水解的速度与苷元和糖的结构有关，因此对于含有两条以上糖链的皂苷，由于各个苷键对酸的稳定性不同，故可以通过改变水解条件得到不同的次级皂苷。需要注意的是，有些三萜皂苷在酸水解时，易引起皂苷元发生脱水、环合、双键转位、取代基移位、构型转化等而生成人工产物，得不到原始皂苷元，如欲获得真正皂苷元，则应采用两相酸水解、酶水解或 Smith 降解等方法。如人参皂苷、黄芪皂苷的水解。

② 乙酰解　将化合物的全乙酰化物在 BF_3 催化下用乙酸酐使苷键裂解，得到全乙酰化寡糖和全乙酰化苷元。

③ Smith 降解　此法水解条件比较温和，许多在酸水解中不稳定的皂苷元可以用此法获得真正的皂苷元，如人参皂苷的水解。

④ 酶水解　某些皂苷对酸碱均不稳定，用 $NaIO_4$ 降解也易被破坏，可采用酶水解。

3. 溶血作用

皂苷的水溶液大多能破坏红细胞而有溶血作用，若将其水溶液注射进入静脉中，毒性极大，低浓度就能产生溶血作用。皂苷水溶液肌肉注射易引起组织坏死，口服则无溶血作用。各类皂苷的溶血作用强弱可用溶血指数表示。溶血指数是指在一定条件下能使同一动物来源的血液中红细胞完全溶血的最低浓度，例如甘草皂苷的溶血指数为 1∶4000，薯蓣皂苷的溶血指数为 1∶400000。

皂苷的溶血作用，是因为多数皂苷能与胆甾醇结合生成不溶性的分子复合物。当皂苷水溶液与红细胞接触时，红细胞壁上的胆甾醇与皂苷结合，生成不溶于水的复合物沉淀，破坏了血红细胞的正常渗透性，使细胞内渗透压增加而发生崩解，从而导致溶血现象。但并不是所有皂苷都能破坏红细胞而产生溶血现象，相反，有的皂苷甚至还有抗溶血作用，例如人参总皂苷没有溶血现象，但经分离后，B 型和 C 型人参皂苷具有显著的溶血作用，而 A 型人参皂苷则有抗溶血作用。

第二节　皂苷类化合物的制备技术

皂苷类化合物一般可根据其溶解性采用不同的溶剂进行提取，如游离皂苷类化合物可用极性小的溶剂如氯仿、乙醚等提取，而三萜皂苷则用极性较大的溶剂如甲醇、乙醇等进行提取。三萜皂苷类化合物的分离虽然可采用分段沉淀法、胆甾醇沉淀法等，但目前应用最多且分离效果最好的仍是各种色谱法。

一、提取技术

1. 醇类溶剂提取法

本法为目前提取皂苷的常用方法，提取流程如图 8-1 所示。

2. 酸水解有机溶剂萃取法

将植物原料在酸性溶液中加热水解，过滤，药渣水洗后干燥，然后用有机溶剂提取出皂苷元。也可先用醇类溶剂提取出皂苷，然后加酸水解，滤出水解物，再用有机溶剂提取出皂苷元。

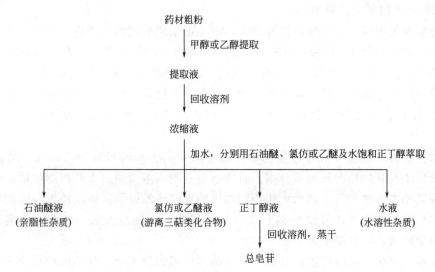

图 8-1　醇类溶剂提取法提取皂苷的工艺流程

3. 碱水提取法

某些皂苷含有羧基，可溶于碱水，因此可用碱溶酸析法提取。

二、分离技术

1. 分段沉淀法

由于皂苷难溶于乙醚、丙酮等溶剂，故可利用此性质，将粗皂苷先溶于少量甲醇或乙醇中，然后逐滴加入乙醚、丙酮或乙醚：丙酮（1：1）的混合溶剂（加入量以能使皂苷从醇溶液中析出为限），边加边摇匀，皂苷即可析出。开始析出的沉淀往往含杂质较多，滤出后，继续加入乙醚可得到纯度较高的皂苷。也可采用分段沉淀法，逐渐降低溶剂极性，极性不同的皂苷就可分批沉淀出，从而达到分离的目的。分段沉淀法虽然简便，但难以分离完全，不易获得纯品。

2. 胆甾醇沉淀法

皂苷可与胆甾醇生成难溶性的分子复合物，但三萜皂苷与胆甾醇形成的复合物不如甾体皂苷与胆甾醇形成的复合物稳定。此性质曾被用于皂苷的分离，即先将粗皂苷溶于少量乙醇中，再加入胆甾醇的饱和乙醇溶液，至不再析出沉淀为止，滤过，取沉淀用水、醇、乙醚顺次洗涤以除去糖类、色素、油脂和游离的胆甾醇。然后将此沉淀干燥后，用乙醚回流提取，胆甾醇被乙醚提出，使皂苷解脱下来，残留物即为较纯的皂苷。

3. 色谱分离法

由于中药中的三萜类成分常与其他极性相近的杂质共存，且有些三萜类化合物间结构差别不大，因此用上述分离方法获得单体较为困难。色谱法是目前分离三萜类化合物常用的方法。

（1）吸附柱色谱法　此法可用于分离各类三萜皂苷类化合物。吸附柱色谱依据所用的吸附剂性质的不同，分为正相吸附柱色谱和反相吸附柱色谱。正相吸附柱色谱的吸附剂常用硅胶，样品上柱后，可用不同比例的混合溶剂如氯仿-丙酮、氯仿-甲醇或氯仿-甲醇-水等进行梯度洗脱。反相吸附柱色谱通常以反相键合相硅胶 Rp-18、Rp-8 或 Rp-2 为填充剂，常用甲醇-水或乙腈-水等溶剂为洗脱剂。

（2）分配柱色谱法　由于皂苷极性较大，故也可采用分配色谱法进行分离，常用硅胶等作为支持剂，固定相为3％草酸水溶液等，流动相为含水的混合有机溶剂，如氯仿-甲醇-水、二氯甲烷-甲醇-水、乙酸乙酯-乙醇-水等，也可用水饱和的正丁醇等作为流动相。

（3）高效液相色谱法　高效液相色谱法是目前分离皂苷类化合物最常用的方法，其分离效能较高。用于皂苷的分离制备一般采用反相色谱柱，以甲醇-水、乙腈-水等系统为洗脱剂。

（4）大孔树脂柱色谱　大孔树脂色谱是近年来常用于分离极性较大的化合物的一种方法，尤其适用于皂苷的精制和初步分离。将含有皂苷的水溶液通过大孔树脂柱后，先用水洗涤除去糖和其他水溶性杂质，然后再用不同浓度的甲醇或乙醇依其浓度由低到高的顺序进行梯度洗脱。极性大的皂苷，可被10％～30％的甲醇或乙醇洗脱下来，极性小的皂苷，则被50％以上的甲醇或乙醇洗脱下来。

（5）凝胶色谱法　凝胶色谱法是利用分子筛的原理来分离分子量不同的化合物，在用不同浓度的甲醇、乙醇或水等溶剂洗脱时，各成分按分子量递减顺序依次被洗脱下来，即分子量大的皂苷先被洗脱下来，分子量小的皂苷后被洗脱下来。应用较多的是能在有机相使用的Sephadex LH-20。

第三节　皂苷类化合物的检识技术

一、理化检识

1. 泡沫试验

皂苷水溶液经强烈振摇能产生持久性的泡沫，此性质可用于皂苷的鉴别。其方法是取中药粉末1g，加水10mL，煮沸10min后滤出水液，振摇后产生持久性泡沫（15min以上），则为阳性。

由于有的皂苷没有产生泡沫的性质，而有些化合物如蛋白质的水溶液等亦有发泡性，但其泡沫加热后即可消失或明显减少，因此，利用此法鉴别皂苷时应该注意可能出现的假阳性或假阴性反应。

2. 显色反应

通过Liebermann-Burchard等颜色反应和Molish反应，可初步推测化合物是否为三萜或三萜皂苷类化合物。利用试剂检识皂苷虽然比较灵敏，但其专属性较差。

3. 溶血试验

取供试液1mL，于水浴上蒸干，用0.9％的生理盐水溶解，加入几滴2％的红细胞悬浮液，如有皂苷类成分存在，则发生溶血现象，溶液由混浊变为澄明。

二、色谱检识

1. 薄层色谱

三萜类化合物常用硅胶为吸附剂，其中，游离三萜类化合物常以环己烷-乙酸乙酯（1：1）、氯仿-乙酸乙酯（1：1）、苯-丙酮（1：1）、氯仿-丙酮（95：5）等亲脂性溶剂为展开剂。皂苷常用的展开剂有氯仿-甲醇-水（65：35：10，下层）、正丁醇-乙酸-水（4：1：5，上层）、乙酸乙酯-乙酸-水（8：2：1）等，也可用反相薄层色谱，将样品点于预制的Rp-18、

Rp-8 等反相高效薄层板上，用甲醇-水或乙腈-水进行展开。分离酸性皂苷时，使用中性溶剂系统展开，往往易产生拖尾或分离效果不好，可在展开剂中加入少量甲酸或乙酸加以克服。

薄层色谱常用的显色剂有 10％硫酸溶液、三氯乙酸试剂、五氯化锑试剂、香草醛-硫酸试剂等。

2.纸色谱

对于亲水性强的皂苷，纸色谱可用水为固定相，移动相的亲水性也相应增大。例如乙酸乙酯-吡啶-水（3∶1∶3）、正丁醇-乙酸-25％氨水（10∶2∶5）、正丁醇-乙醇-15％氨水（9∶2∶9）等，后两种展开剂适用于酸性皂苷的纸色谱。这种以水为固定相的纸色谱法，缺点是不易得到集中的色点。

对游离三萜和亲脂性皂苷，一般多用甲酰胺为固定相，用甲酰胺饱和的氯仿溶液为移动相。如果皂苷的亲脂性较弱，则需相应地减弱移动相的亲脂性，如可用氯仿-四氢呋喃-吡啶（10∶10∶2，下层，预先用甲酰胺饱和）、氯仿-二氧六环-吡啶（10∶10∶3，下层，预先用甲酰胺饱和）等溶剂系统。

皂苷的纸色谱显色剂有三氯乙酸、五氯化锑试剂等。

第四节　皂苷类成分制备实例

实例一　人参中皂苷类成分的制备

一、人参中的主要成分及性质

人参为五加科植物人参的干燥根，其栽培者称为"园参"，野生者称为"山参"。人参具有大补元气、补脾益肺、生津止渴、安神益智的功能，已阐明的人参化学成分有皂苷、多糖、聚炔醇、挥发油、蛋白质、多肽、氨基酸、有机酸、维生素、微量元素等。经现代医学和药理研究证明，人参皂苷为人参的主要有效成分，它具有人参的主要生理活性。

人参的根、茎、叶、花及果实中均含有多种人参皂苷。人参根中总皂苷的含量约 5％，根须中人参皂苷的含量比主根高。目前已经确定化学结构的人参皂苷有人参皂苷 Ro、Ra_1、Ra_2、Rb_1、Rb_2、Rb_3、Rc、Rd、Re、Rf、Rg_1、Rg_2、Rg_3、Rh_1 及 Rh_2、Rh_3 等 30 多种，根据皂苷元的结构可分为 A、B、C 三种类型：

（1）人参二醇型-A 型

	R^1	R^2
20（S）-原人参二醇	H	H
人参皂苷 Ra_1	glc（2→1）glc	glc（6→1）ara（p）（4→1）xyl
人参皂苷 Ra_2	glc（2→1）glc	glc（6→1）ara（f）（4→1）xyl
人参皂苷 Rb_1	glc（2→1）glc	glc（6→1）glc
人参皂苷 Rb_2	glc（2→1）glc	glc（6→1）ara（p）
人参皂苷 Rc	glc（2→1）glc	glc（6→1）ara（f）
人参皂苷 Rd	glc（2→1）glc	glc
人参皂苷 Rg_3	glc（2→1）glc	H
人参皂苷 Rh_2	glc	H

（2）人参三醇型-B 型

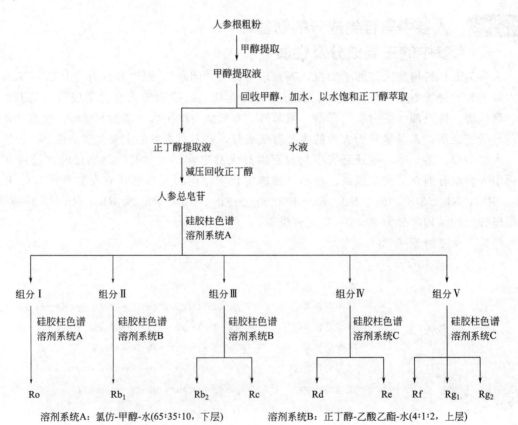

	R^1	R^2
20（S）-原人参三醇	H	H
人参皂苷 Re	glc（2→1）rha	glc
人参皂苷 Rf	glc（2→1）glc	H
人参皂苷 Rg$_1$	glc	glc
人参皂苷 Rg$_2$	glc（2→1）glc	glc
人参皂苷 Rh$_1$	glc	H

（3）齐墩果酸型-C 型

人参皂苷 Ro　R＝glc A（2→1）glc

二、人参中皂苷类成分的制备

人参皂苷的提取分离一般采用正丁醇提取，硅胶柱色谱分离的方法，其流程如图 8-2 所示。

人参根粗粉
↓ 甲醇提取
甲醇提取液
↓ 回收甲醇，加水，以水饱和正丁醇萃取
正丁醇提取液　　　　水液
↓ 减压回收正丁醇
人参总皂苷
↓ 硅胶柱色谱 溶剂系统A

组分 Ⅰ　组分 Ⅱ　组分 Ⅲ　组分 Ⅳ　组分 Ⅴ

组分 Ⅰ：硅胶柱色谱 溶剂系统A → Ro
组分 Ⅱ：硅胶柱色谱 溶剂系统B → Rb$_1$
组分 Ⅲ：硅胶柱色谱 溶剂系统B → Rb$_2$　Rc
组分 Ⅳ：硅胶柱色谱 溶剂系统C → Rd　Re
组分 Ⅴ：硅胶柱色谱 溶剂系统C → Rf　Rg$_1$　Rg$_2$

溶剂系统A：氯仿-甲醇-水(65:35:10，下层)　　溶剂系统B：正丁醇-乙酸乙酯-水(4:1:2，上层)

溶剂系统C：氯仿-甲醇-乙酸乙酯-水(2:2:4:1，下层)

图 8-2　人参皂苷类成分的提取分离工艺流程

人参皂苷的分离常采用先以硅胶柱色谱分离后，对得到的各组分再结合低压、中压柱色谱或 HPLC（一般使用反相色谱柱）进行反复分离。

实例二　甘草中皂苷类成分的制备

一、甘草中的主要成分及性质

甘草为豆科植物甘草、胀果甘草或光果甘草的干燥根及根茎。甘草具有补脾益气、清热解毒、祛痰止咳、缓急止痛、调和诸药之功效。研究表明，甘草具有较强的抗溃疡、抗炎、抗变态反应作用，临床上也用于治疗和预防肝炎。此外，尚有抗肿瘤和抑制艾滋病病毒等作用。

甘草的主要成分是甘草皂苷，甘草皂苷又称甘草酸，由于有甜味，又称为甘草甜素。甘草皂苷是由皂苷元 18β-甘草次酸及 2 分子葡萄糖醛酸所组成。由冰乙酸中结晶出的甘草皂苷为无色柱状结晶，易溶于热稀乙醇，几乎不溶于无水乙醇或乙醚。甘草皂苷可以钾盐或钙盐形式存在于甘草中，其盐易溶于水，于水溶液中加稀酸即可析出游离的甘草酸。这种沉淀又极易溶于稀氨水中，故可作为甘草皂苷的提取方法。

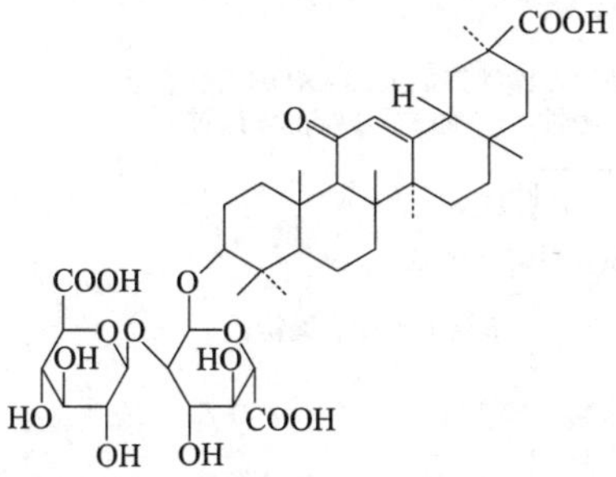

甘草皂苷 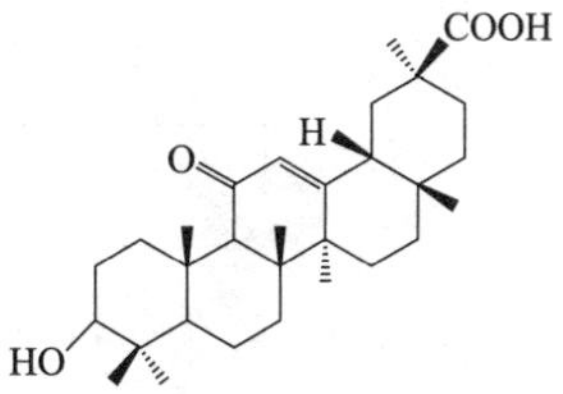　　　　　　　　　　甘草次酸

甘草皂苷与 5% 稀 H_2SO_4 在加压下，110～120℃进行水解，生成 2 分子葡萄糖醛酸及 1 分子的甘草次酸。甘草次酸有两种类型：一种 D/E 环为顺式（即 18β-H），为针状结晶，mp. 256℃，$[\alpha]_D^{20} +86°$（乙醇）；另一种为其异构体 D/E 环反式，即 18α-甘草次酸，又称乌拉尔甘草次酸（uralenic acid），呈小片状结晶，mp. 283℃，$[\alpha]_D^{20} +140°$（乙醇），这两种结晶均易溶于乙醇或氯仿。

二、甘草中皂苷类成分的制备

1. 甘草酸单钾盐的提取与精制

工艺流程如图 8-3 所示。

2. 甘草次酸的提取

工艺流程如图 8-4 所示。

实例三　柴胡中皂苷类成分的制备

一、柴胡中的主要成分及性质

柴胡来源为伞形科植物柴胡或狭叶柴胡的干燥根。柴胡具有和解表里、疏肝、升阳之功效。用于风热表证、少阳证寒热往来、胸胁胀痛、月经不调、子宫脱垂、脱肛等。现代研究证明，柴胡中含有皂苷、挥发油、有机酸及多糖类化合物。其中主要有效成分为柴胡皂苷，含量约为 1.6%～3.8%。柴胡皂苷 A、D 含量最高，具有明显的抗炎和降血脂功能，而柴胡皂苷 C 无此作用。

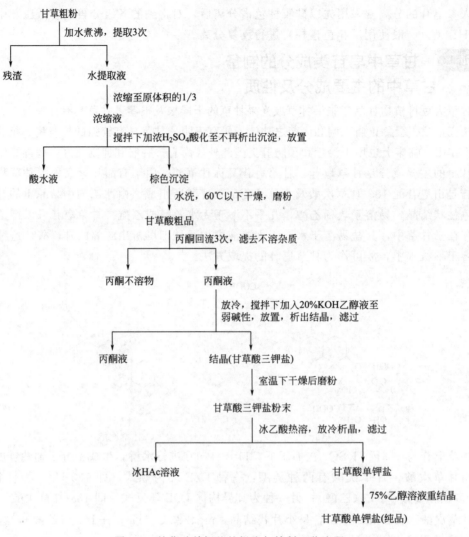

图 8-3   甘草酸单钾盐的提取与精制工艺流程

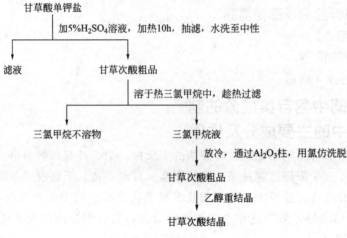

图 8-4   甘草次酸的提取工艺流程

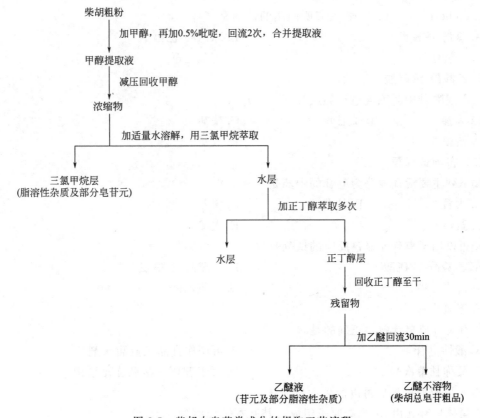

	R^1	R^2		R^1	R^2
柴胡皂苷元 E	H	β-OH	柴胡皂苷元 A	OH	β-OH
柴胡皂苷元 F	OH	β-OH	柴胡皂苷元 D	OH	α-OH
柴胡皂苷元 G	H	α-OH	柴胡皂苷元 C	H	β-OH

柴胡总皂苷为无定形粉末，能溶于热水，易溶于甲醇、乙醇、正丁醇，难溶于苯、氯仿、乙醚等有机溶剂。

二、柴胡中皂苷类成分的制备

利用总皂苷易溶于甲醇的性质，用甲醇回流提取。提取溶液中加少量吡啶，能中和植物中的酸以抑制柴胡皂苷 B 类成分生成。提取流程如图 8-5 所示。

图 8-5　柴胡中皂苷类成分的提取工艺流程

目标检测

一、单项选择题

1. 从水液中萃取皂苷最好用（　　）。

A. 丙酮 　　　　　　　B. 乙醚 　　　　　　　C. 乙酸乙酯

D. 正丁醇 　　　　　　　　　　　　　　　E. 甲醇

2. 下列成分的水溶液振摇后能产生大量持久性泡沫，并不因加热而消失的是（　　）。

A. 蛋白质 　　　　　B. 黄酮苷 　　　　　　C. 蒽醌苷

D. 皂苷 　　　　　　　　　　　　　　　E. 生物碱

3. 不符合皂苷通性的是（　　）。

A. 大多为白色结晶 　　　　　　　　B. 味苦而辛辣

C. 对黏膜有刺激性 　　　　　　　　D. 振摇后能产生泡沫

E. 大多数有溶血作用

4. 下列皂苷中具有甜味的是（　　）。

A. 人参皂苷 　　　　　B. 甘草皂苷 　　　　　C. 柴胡皂苷

D. 知母皂苷 　　　　　　　　　　　　　E. 桔梗皂苷

5. 制剂时皂苷不适宜的剂型是（　　）。

A. 片剂 　　　　　　　B. 糖浆剂 　　　　　　C. 合剂

D. 注射剂 　　　　　　　　　　　　　　E. 冲剂

6. Liebermann-Burchard 反应所使用的试剂是（　　）。

A. 氯仿-浓硫酸 　　　　　　　　　B. 冰乙酸-乙酰氯

C. 五氯化锑 　　　　　　　　　　　D. 三氯乙酸

E. 乙酸酐-浓硫酸

7. 下述哪种中药不含皂苷类成分（　　）。

A. 人参 　　　　　　　B. 甘草 　　　　　　　C. 柴胡

D. 桔梗 　　　　　　　　　　　　　　　E. 大黄

二、多项选择题

1. 下列主要活性成分为皂苷的中药是（　　）。

A. 大黄 　　　　　　　B. 甘草 　　　　　　　C. 黄芩

D. 黄连 　　　　　　　　　　　　　　　E. 人参

2. 可以用于皂苷元显色反应的试剂是（　　）。

A. 乙酸酐-浓硫酸 　　　　　　　　B. 冰醋酸-乙酰氯

C. 苦味酸钠 　　　　　　　　　　　D. 三氯乙酸

E. 五氯化锑

3. 有关甘草皂苷叙述正确的是（　　）。

A. 酸性皂苷 　　　　　　　　　　　B. 可用作食品工业甜味剂

C. 又称甘草次酸 　　　　　　　　　D. 属于五环三萜皂苷元结构

E. 水提取液振摇后可以产生大量泡沫

4. 甾体皂苷元由 27 个碳原子组成，其基本碳架称为（　　）。

A. 螺旋甾烷 　　　　　　　　　　　B. 异螺旋甾烷

C. 强心甾烷
D. 蟾酥甾烯

E. 胆甾醇

5. 属于四环三萜皂苷元结构的是（　　）。

A. 螺旋甾烷
B. 羊毛脂甾烷

C. 达玛烷
D. β-香树脂烷

E. 羽扇豆烷

三、思考题

1. 按皂苷元的化学结构可将皂苷分为哪两大类？每一类的结构有什么特点？

2. 为什么含皂苷的中药一般不能做成注射剂，而人参皂苷能做成注射剂？

第九章
强心苷类成分的制备

第一节　认识强心苷

强心苷是生物界中存在的一类对心脏有显著生理活性的甾体苷类,是由强心苷元与糖缩合的一类苷。

甾体母核

强心苷类化合物广泛分布于夹竹桃科、玄参科、百合科、萝摩科、十字花科等十几个科的一百多种植物中。常见的有毛花洋地黄、紫花洋地黄、黄花夹竹桃、毒毛旋花子、铃兰等。强心苷类可用于治疗充血性心力衰竭及节律障碍等心脏疾患。此外,强心苷类化合物有一定的毒性，它能兴奋延髓极后区催吐化学感受区而致恶心、呕吐等胃肠道反应，能影响中枢神经系统产生眩晕、头痛等症。

一、结构与分类

1. 苷元部分的结构

强心苷由强心苷元与糖缩合而成。天然存在的强心苷元是 C17 侧链为不饱和内酯环的甾体化合物。其结构特点见表 9-1：

表 9-1　强心苷类成分的主要结构类型

结构类型	基本结构	活性成分实例
（一）强心甾烯类 （甲型强心苷元） （此类较多）	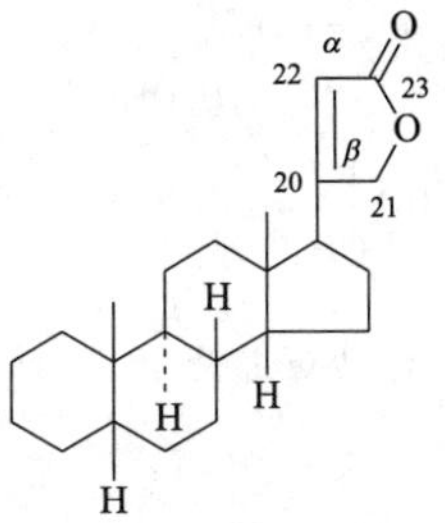	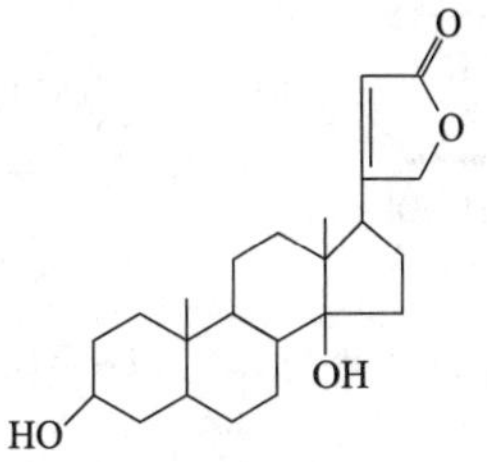 洋地黄毒苷元
（二）海葱甾二烯类（蟾蜍甾二烯类）	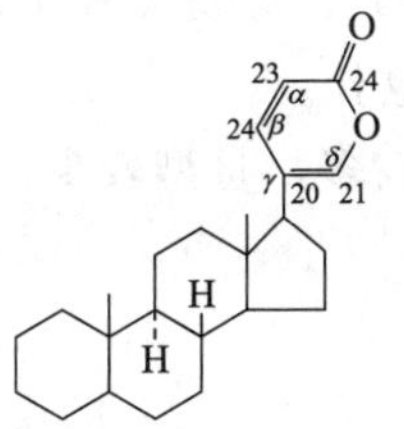	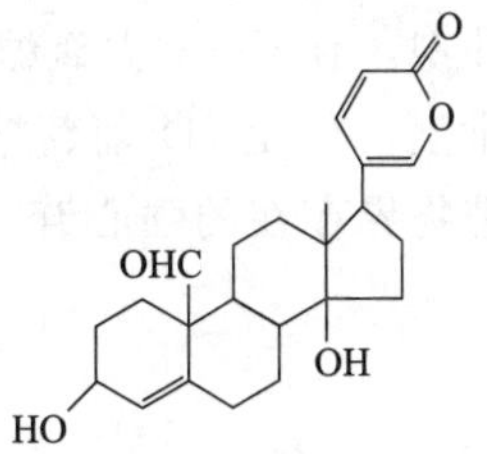 绿海葱苷元

根据 C17 不饱和内酯环的不同，强心苷元可分为两类。①C17 侧链为五元不饱和内酯环（$\triangle^{\alpha\beta}$-γ-内酯），称强心甾烯类（cardenolides），即甲型强心苷元。在已知的强心苷元中，大多数属于此类。②C17 侧链为六元不饱和内酯环（$\triangle^{\alpha\beta,\gamma\delta}$-δ-内酯），称海葱甾二烯类（scillanolides）或蟾蜍甾二烯类（bufanolide），即乙型强心苷元。

2. 糖部分的结构

构成强心苷的糖有 20 多种。根据它们 C2 位上有无羟基可以分成 α-羟基糖（2-羟基糖）和 α-去氧糖（2-去氧糖）两类。α-去氧糖常见于强心苷类，是区别于其他苷类成分的一个重要特征。

（1）α-羟基糖　除 D-葡萄糖、L-鼠李糖外，还有 6-去氧糖，如 L-夫糖、D-鸡纳糖、D-弩箭子糖、D-6-去氧阿洛糖等；6-去氧糖甲醚，如 L-黄花夹竹桃糖、D-洋地黄糖等。

（2）α-去氧糖　有 2,6-二去氧糖，如 D-洋地黄毒糖等；2,6-二去氧糖甲醚，如 L-夹竹桃糖、D-加拿大麻糖、D-迪吉糖和D-沙门糖等。

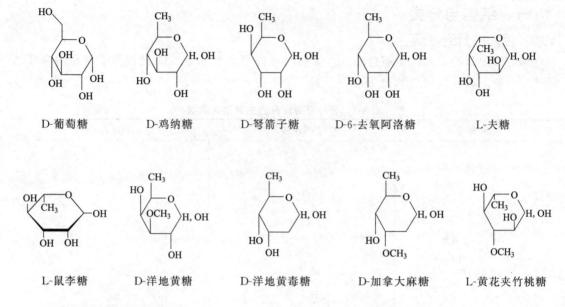

D-葡萄糖　　　　D-鸡纳糖　　　　D-弩箭子糖　　　D-6-去氧阿洛糖　　　L-夫糖

L-鼠李糖　　　D-洋地黄糖　　　D-洋地黄毒糖　　　D-加拿大麻糖　　　L-黄花夹竹桃糖

3. 苷元和糖的连接方式

强心苷大多是低聚糖苷，少数是单糖苷或双糖苷。通常按糖的种类以及和苷元的连接方式，可分为以下三种类型。

Ⅰ型：苷元-(2，6-去氧糖)$_x$-(D-葡萄糖)$_y$，如紫花洋地黄苷A。

Ⅱ型：苷元-(6-去氧糖)$_x$-(D-葡萄糖)$_y$，如黄夹苷甲。

Ⅲ型：苷元-(D-葡萄糖)$_y$，如绿海葱苷。

植物界存在的强心苷，以Ⅰ、Ⅱ型较多，Ⅲ型较少。

	R
紫花洋地黄苷A	β-D 葡萄糖
洋地黄毒苷	H

黄夹苷甲　　　　　　　　　　绿海葱苷

二、结构与活性的关系

强心苷为心脏兴奋剂，主要作用是延长传导时间，兴奋心肌。主治慢性心脏病、心代偿失效及重症心房纤维颤动等，其强心作用主要取决于苷元部分，但糖部分对强心苷的生理活性也有影响。

构成强心苷的糖的数目和种类不同，对强心苷活性影响不同。

（1）甲型强心苷元及其苷的毒性规律一般为：苷元<单糖苷>二糖苷>三糖苷。

（2）单糖苷的毒性大于苷元是由于其对心肌细胞膜上类脂质的亲和力大于苷元，而二糖苷、三糖苷的毒性小于单糖苷是由于随着这些分子中糖基数目的增加，水溶性增大，亲脂性降低，与心肌细胞膜上类脂质的亲和力减弱，使强心作用减小。

（3）单糖苷的毒性次序为：葡萄糖苷>甲氧基糖苷>6-去氧糖苷>2，6-去氧糖苷。

（4）乙型强心苷元及其苷的毒性规律为：苷元>单糖苷>二糖苷。

（5）甲型、乙型强心苷元比较，乙型强心苷元的毒性大于相应的甲型强心苷元。

为了寻找更理想的强心药，可用人工合成或生物合成方法改造强心苷的结构。

三、理化性质

1. 性状

强心苷多为无定形粉末或无色结晶，具有旋光性，C17位侧链为 β 构型者味苦，为 α 构型者味不苦。对黏膜具有刺激性。

2. 溶解性

强心苷一般可溶于水、甲醇、乙醇、丙酮等极性溶剂，难溶于乙醚、苯、石油醚等非极性溶剂。弱亲脂性苷略溶于氯仿-乙醇（2：1），亲脂性苷略溶于乙酸乙酯、含水氯仿、氯仿-乙醇（3：1）等。

强心苷的溶解性与分子所含糖的数目、种类、苷元所含的羟基数及位置有关。原生苷由于分子中含糖基数目多，而比其次生苷和苷元的亲水性强，可溶于水等极性大的溶剂，难溶于极性小的溶剂。在溶解性的比较中还需注意糖的类型、糖和苷元上羟基的数目，如果羟基数越多，亲水性则越强。

3. 水解反应

强心苷的苷键可被酸或酶催化水解，分子中的内酯环和其他酯键能被碱水解。水解反应是研究强心苷组成、改造强心苷结构的重要方法，可分为化学方法和生物方法。化学方法主要有酸水解、碱水解；生物方法有酶水解。强心苷的苷键水解难易和水解产物因组成糖的不同而有所差异。

（1）酸水解

① 温和酸水解　用 $0.02\sim0.05\text{mol/L}$ 的盐酸或硫酸，在含水醇中经短时间加热回流，可使Ⅰ型强心苷水解为苷元和糖。因为苷元和 α-去氧糖之间、α-去氧糖与 α-去氧糖之间的糖苷键极易被酸水解，在此条件下即可断裂。而 α-去氧糖与 α-羟基糖、α-羟基糖与 α-羟基糖之间的苷键在此条件下不易断裂，常常得到二糖或三糖。由于此水解条件温和，对苷元的影响较小，不致引起脱水反应，对不稳定的 α-去氧糖亦不致分解。如：

$$\text{紫花洋地黄苷 A} \xrightarrow{\text{稀酸温和水解}} \text{洋地黄毒苷元} + 2\text{分子 D-洋地黄毒糖} + \text{D-洋地黄双糖}$$
$$\text{（D-洋地黄毒糖-D-葡萄糖）}$$

$$\text{K-毒毛旋花子苷} \xrightarrow{\text{稀酸温和水解}} \text{毒毛旋花子苷元} + \text{毒毛旋花子三糖}$$
$$\text{［D-加拿大麻糖-（D-葡萄糖）}_2\text{］}$$

此法不宜用于 16 位有甲酰基的洋地黄强心苷类的水解，因 16 位甲酰基即使在这种温和的条件下也能被水解。

② 强烈酸水解　Ⅱ型和Ⅲ型强心苷与苷元直接相连的均为 α-羟基糖，由于糖的 2-羟基阻碍了苷键原子的质子化，使水解较为困难，用温和酸水解无法使其水解，必须增高酸的浓度（3%～5%），延长作用时间或同时加压，才能使 α-羟基糖定量地水解下来，但常引起苷元结构的改变，失去一分子或数分子水形成脱水苷元。

（2）酶水解　酶水解有一定的专属性。不同性质的酶，作用于不同性质的苷键。在含强心苷的植物中，有水解葡萄糖的酶，但无水解 α-去氧糖的酶，所以能水解除去分子中的葡萄糖，保留 α-去氧糖而生成次级苷。例如：

$$\text{紫花洋地黄苷 A} \xrightarrow{\text{紫花苷酶}} \text{洋地黄毒苷} + \text{D-葡萄糖} \qquad \text{（紫花苷酶为 }\beta\text{-葡萄糖苷酶）}$$

含强心苷的植物中均有相应的水解酶共存，故分离强心苷时，常可得到一系列同一苷元的苷类，其区别仅在于 D-葡萄糖个数的不同。

第二节　强心苷类成分的制备技术

从中药中提取分离强心苷是比较困难的，主要原因是强心苷含量比较低，且同一植物中常含有许多结构相近，性质相似的强心苷，每一类苷又有原生苷、次生苷之分；其次是因为强心苷常与许多糖类、皂苷、鞣质等杂质共存，从而影响了强心苷的溶解度；第三是在提取分离中强心苷易受酸、碱或共存酶的作用，发生水解、脱水、异构化等反应，使生理活性降低，因此在提取时要控制酸碱性和抑制酶的活性。

一、提取技术

强心苷的原生苷和次生苷，在溶解性上有亲水性、弱亲脂性、亲脂性之分，但均能溶于甲醇、乙醇中。一般常用的提取溶剂为 70%～80% 的甲醇或乙醇，油脂及叶绿素多者要先进行脱脂。再用铅盐沉淀法或聚酰胺吸附法除去与其共存的杂质，最后再用 $CHCl_3$ 和

CHCl$_3$：MeOH 不同比例依次萃取，将强心苷按极性大小分为几个部分，以备进一步分离用。

经初步除杂质后的强心苷浓缩液，可用氯仿和不同比例的氯仿-甲醇（乙醇）溶液依次萃取，将强心苷按极性大小划分为亲脂性、弱亲脂性等几个部分，供进一步分离。

二、分离技术

分离混合强心苷，通常采用溶剂萃取法、逆流分溶法和色谱分离法等，对于少数含量高的成分，可采用反复重结晶的方法得到单体。但在多数情况下往往需要多种方法配合使用，反复分离才能得到单一成分。

例如，百合科植物铃兰草中含有铃兰毒苷、铃兰醇苷（convallatoxol）、铃兰苷、去葡萄糖桂竹香毒苷、铃兰皂苷 A、铃兰皂苷 B、铃兰皂苷 C、铃兰皂苷 D 等多种成分。其中，铃兰毒苷的提取分离方法如图 9-1 所示。

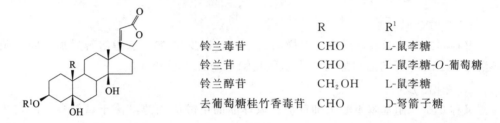

	R	R^1
铃兰毒苷	CHO	L-鼠李糖
铃兰苷	CHO	L-鼠李糖-O-葡萄糖
铃兰醇苷	CH$_2$OH	L-鼠李糖
去葡萄糖桂竹香毒苷	CHO	D-弩箭子糖

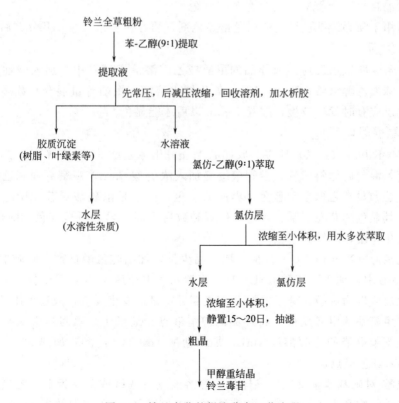

图 9-1　铃兰毒苷的提取分离工艺流程

第三节　强心苷类成分的检识技术

一、理化检识

强心苷的理化鉴别主要是利用强心苷分子结构中甾体母核、不饱和内酯环、α-去氧糖的颜色反应。常用的反应有 Liebermann-Burchard 反应、Keller-Killiani 反应、呫吨氢醇反应、Legal 反应和 Kedde 反应等呈色反应。

1. Legal 反应

又称亚硝酰铁氰化钠试剂反应。取样品 1～2mg，溶于吡啶 2～3 滴中，加 3% 亚硝酰铁氰化钠溶液和 2mol/L 氢氧化钠溶液各 1 滴，反应液呈深红色并渐渐退去。

$$[Fe(CN)_5NO]^{2-} + H_2C \diagdown + 2OH^- \longrightarrow [Fe(CN)_5N= \overset{O}{\overset{\uparrow}{C}} \diagdown]^{4-} + 2H_2O$$

2. Raymond 反应

又称间二硝基苯试剂反应。取样品约 1mg，以少量 50% 乙醇溶解后加入间二硝基苯乙醇溶液 0.1mL，摇匀后再加入 20% 氢氧化钠 0.2mL，呈紫红色。

3. Kedde 反应

又称 3,5-二硝基苯甲酸试剂反应。取样品的甲醇或乙醇溶液于试管中，加入 3,5-二硝基苯甲酸试剂（A 液：2% 3,5-二硝基苯甲酸甲醇或乙醇溶液；B 液：2mol/L 氢氧化钾溶液，用前等量混合）3～4 滴，产生红色或紫红色。

本试剂可用于强心苷纸色谱和薄层色谱显色剂，喷雾后显紫红色，几分钟后褪色。

4. Baljet 反应

又称碱性苦味酸试剂反应。取样品的甲醇或乙醇溶液于试管中，加入碱性苦味酸试剂（A 液：1% 苦味酸乙醇溶液；B 液：5% 氢氧化钠水溶液，用前等量混合）数滴，呈现橙色或橙红色。此反应有时发生较慢，放置 15min 以后才能显色。

5. α-去氧糖颜色反应

（1）Keller-Kiliani（K-K）反应　取样品 1mg，用冰乙酸 5mL 溶解，加 20% 的三氯化铁水溶液 1 滴，混匀后倾斜试管，沿管壁缓慢加入浓硫酸 5mL，观察界面和乙酸层的颜色变化。如有 α-去氧糖，乙酸层显蓝色。界面的呈色，由于是浓硫酸对苷元所起的作用逐渐向下层扩散，其显色随苷元羟基、双键的位置和数目不同而异，可显红色、绿色、黄色等，但久置后因炭化作用，均转为暗色。

（2）呫吨氢醇（Xanthydrol）反应　取样品少许，加呫吨氢醇试剂（呫吨氢醇 10mg 溶于冰乙酸 100mL 中，加入浓硫酸 1mL）1mL，置水浴上加热 3min，只要分子中有 α-去氧糖即显红色。此反应极为灵敏，分子中的 α-去氧糖可定量地发生反应，故还可用于定量分析。

（3）对二甲氨基苯甲醛反应　将样品的醇溶液点于滤纸上，喷对二甲氨基苯甲醛试剂（1% 对二甲氨基苯甲醛的乙醇溶液 4mL，加浓盐酸 1mL），于 90℃ 加热 30s，分子中若有 α-去氧糖可显灰红色斑点。

（4）过碘酸-对硝基苯胺反应　将样品的醇溶液点于滤纸或薄层板上，先喷过碘酸钠水溶液（过碘酸钠的饱和水溶液 5mL，加蒸馏水 10mL 稀释），于室温放置 10min，再喷对硝基苯胺试液（1% 对硝基苯胺的乙醇溶液 4mL，加浓盐酸 1mL 混匀），则迅速在灰黄色背底上出现深黄色斑点，置紫外灯下观察则为棕色背底上出现黄色荧光斑点。再喷以 5％氢氧化钠甲醇溶液，则斑点转为绿色。

二、色谱检识

色谱法是检识强心苷的一种重要手段，主要有纸色谱、薄层色谱等平面色谱。

1. 纸色谱

一般对亲脂性较强的强心苷及苷元，多将滤纸预先用甲酰胺或丙二醇浸渍数分钟作为固定相，以苯或甲苯（用甲酰胺饱和）为移动相，便可达到满意的分离效果。如果强心苷的亲脂性较弱，可改为极性较大的溶剂，如二甲苯和丁酮的混合液，或氯仿、苯和乙醇的混合液、氯仿-四氢呋喃-甲酰胺（50∶50∶6.5）、丁酮-二甲苯-甲酰胺（50∶50∶4）等溶剂系统作为移动相。对亲水性较强的强心苷，宜用水浸透滤纸作固定相，以水饱和的丁酮或乙醇-甲苯-水（4∶6∶1）、氯仿-甲醇-水（10∶2∶5；10∶4∶5；10∶8∶5）作移动相，展开效果较好。

2. 薄层色谱

强心苷的薄层色谱有吸附薄层色谱和分配薄层色谱，应用上各具特点。

在吸附薄层色谱上，由于强心苷分子中含有较多的极性基团，尤其是多糖苷，对氧化铝产生较强的吸附作用，分离效果较差。因此常用硅胶作吸附剂，以氯仿-甲醇-冰乙酸（85∶13∶2）、二氯甲烷-甲醇-甲酰胺（80∶19∶1）、乙酸乙酯-甲醇-水（8∶5∶5）等溶剂系统作展开剂。也可用反相硅胶薄层色谱分离强心苷类化合物，常用的溶剂展开系统有甲醇-水、氯仿-甲醇-水等。对于极性较弱的苷元及一些单糖苷，亦可采用氧化铝、氧化镁、硅酸镁作吸附剂，以乙醚或氯仿-甲醇（99∶1）等作展开剂。

分配薄层色谱对分离强心苷的效果较吸附薄层色谱更好，所得斑点集中，承载分离的样品量较大。常用硅藻土、纤维素作支持剂，以甲酰胺、二甲基甲酰胺、乙二醇等作固定相，氯仿-丙酮（4∶1）、氯仿-正丁醇（19∶1）等溶剂系统作展开剂，分离极性较强的强心苷类化合物。

第四节　强心苷类成分制备实例

实例　羊角拗中强心苷类成分的制备

羊角拗（*Stropanthus divaricatus*）为夹竹桃科植物，其种子、根、茎、叶及种子的丝状绒毛均可供药用。味苦、性寒、有毒。具祛风湿，通经络，解疮毒，杀虫之功效。临床用于治疗风湿肿痛、小儿麻痹后遗症、跌打损伤、痈疮、疥癣等。

1. 主要化学成分的结构与性质

羊角拗植物各部分均含强心苷，以种子中含量较高，约 2％，亦有记载称为 9％～11％，是多种强心苷的混合物。根据溶解性可分为亲脂性强心苷与弱亲脂性强心苷两类。种子尚含脂肪油 30％～40％。

亲脂性苷有羊角拗苷，mp. 221～226℃，$[\alpha]_D -32.6°$（甲醇），含量约 1％；辛诺苷，双熔点，197～202℃，233～242℃（分解），$[\alpha]_D^{26} +11.9±2$（甲醇），含量约为 0.5％；异羊角拗苷，mp. 225～231℃，$[\alpha]_D -54.5°$（甲醇），含量约 0.4％；考多苷，mp. 249～252℃，$[\alpha]_D^{18} 99.8°$（甲醇）等。弱亲脂性强心苷有 D-羊角拗毒毛旋花子苷Ⅰ、Ⅱ、Ⅲ。

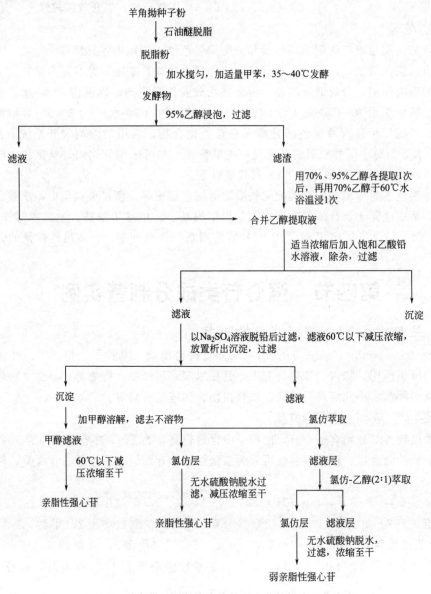

	R^1	R^2	R^3
羊角拗苷	OH	H	L-夹竹桃糖
辛诺苷	OH	=O	L-夹竹桃糖
考多苷	=O	OH	L-夹竹桃糖
异羊角拗苷	OH	H	L-迪吉糖

2. 亲脂性强心苷的提取分离

羊角拗的亲脂性强心苷对心力衰竭有较好的疗效，其作用与 K-毒毛旋花子苷相似。其提取流程如图 9-2：

图 9-2　羊角拗种子粉中亲脂性强心苷的提取工艺流程

欲从亲脂性强心苷中得到各单体强心苷，可采用色谱法继续分离，方法如图 9-3 所示。

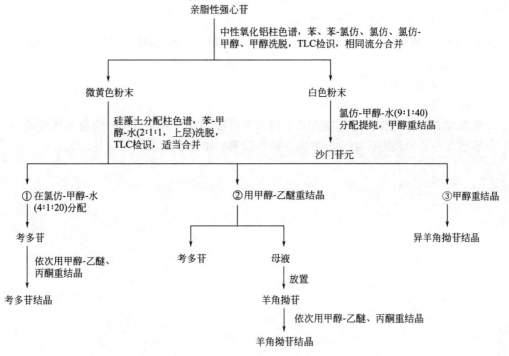

图 9-3　羊角拗中单体强心苷的分离工艺流程

目标检测

一、单项选择题

1. 甲型强心苷元与乙型强心苷元主要区别是（　　）。

A. 甾体母核稠合方式　　　　　　　　B. C10 位取代基不同

C. C13 位取代基不同　　　　　　　　D. C17 位取代基不同

E. C5-H 的构型

2. 不符合甾体皂苷元结构特点的是（　　）。

A. 含 A、B、C、D、E 和 F 六个环　　B. E 环和 F 环以螺缩酮形式连接

C. E 环是呋喃环，F 环是吡喃环　　　D. C10、C13、C17 位侧链均为 β-构型

E. 分子中常含羧基，又称酸性皂苷

3. Ⅰ型强心苷的连接方式是（　　）。

A. 苷元 C14-O-(α-羟基糖)$_X$

B. 苷元 C3-O-(2，6-二去氧糖)$_X$-(α-羟基糖)$_Y$

C. 苷元 C3-O-(α-羟基糖)$_X$

D. 苷元 C14-O-(6-去氧糖)$_X$-(α-羟基糖)$_Y$

E. 苷元 C3-O-(6-去氧糖)$_X$-(α-羟基糖)$_Y$

4. 与Ⅰ型强心苷元直接连接的糖是（　　）。

A. 洋地黄糖　　　　　　　　　　　　B. 洋地黄毒糖

C. 黄花夹竹桃糖　　　　　　　　　D. 波伊文糖

E. 鼠李糖

5.用于检测甲型强心苷元的试剂是（　　　）。

A. 乙酸酐-浓硫酸　　　　　　　　　B. 三氯化铁-冰醋酸

C. 三氯化锑　　　　　　　　　　　　D. 碱性苦味酸

E. 对二甲氨基苯甲醛

二、思考题

1.根据强心苷苷元和糖的连接方式不同，可将强心苷分为几型？分别写出其通式。

2.甲型强心苷的强心作用主要取决于哪些因素？单糖苷的毒性次序是什么？

第十章
萜类和挥发油的制备

知识目标

① 掌握萜与挥发油提取分离有关的理化性质和重要提取分离方法的原理；

② 熟悉挥发油的组成、性质和检识；

③ 了解萜和挥发油类化学成分的分布情况和生物活性。

能力目标

① 学会制备萜和挥发油类化学成分及理化鉴定操作；

② 学会萜和挥发油类化学成分的色谱检识操作。

萜和挥发油均广泛存在于植物体内，为一类重要的中药有效成分，萜类中的单萜和倍半萜还是构成挥发油的主要成分。常见的含有萜类成分的中药如穿心莲、地黄、吴茱萸、龙胆、薄荷、青蒿、紫杉、丹参、人参、雷公藤等。含挥发油的中药如菊科的木香、苍术、艾叶；唇形科的薄荷、藿香、紫苏；伞形科的川芎、柴胡、当归等；姜科的砂仁、豆蔻等。

萜类在植物体中多数是以醇、醛、酮、羧酸、酯和苷等形式存在于自然界，少数是以含氮、硫衍生物形式存在。

挥发油是一类有挥发性的油状液体，多以油滴状存在于植物的油管、油室、腺毛和树脂道等组织和器官中，也有与树脂、黏液质共存，少数以苷的形式存在。

第一节　认识萜和挥发油

一、萜的结构与分类

1.萜类的含义及分类

从化学结构来看，萜类是异戊二烯的聚合体及其衍生物，基本碳架多具有 2 个或 2 个以上异戊二烯单位（C_5 单位）结构，分子式为（C_5H_8）$_n$。萜类的结构类型及存在形式见表 10-1。

表 10-1　萜类的结构类型及存在形式

类别	碳原子数	异戊二烯单位数	存在形式
半萜	5	1	植物叶
单萜	10	2	挥发油
倍半萜	15	3	挥发油
二萜	20	4	树脂、苦味素、植物醇、叶绿素
二倍半萜	25	5	海绵、植物病菌、昆虫代谢物
三萜	30	6	皂苷、树脂、植物乳汁
四萜	40	8	植物胡萝卜素
多萜	约 7.5×10^3 至 3×10^5	>8	橡胶、硬橡胶

2. 萜类成分的结构类型

萜类成分的结构类型见表 10-2。

表 10-2　萜类成分的结构类型

结构类型	结构分类	活性成分实例
单萜	无环（链状）单萜	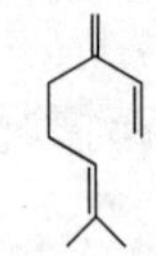 月桂烯 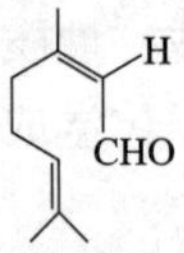　　β-柠檬醛 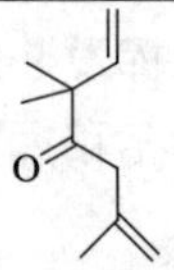　　蒿酮
	单环单萜	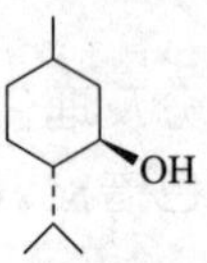 薄荷醇 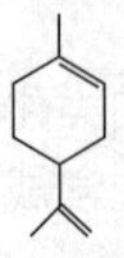　　柠檬烯 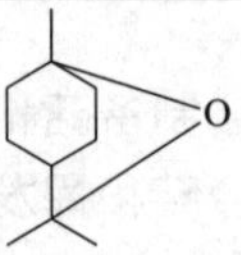　　桉油精
	双环单萜 （其中蒎烷型和坎烷型最稳定）	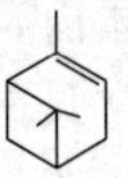 α-蒎烯 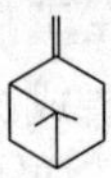　　β-蒎烯 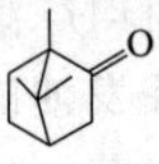　　樟脑
倍半萜	链状倍半萜	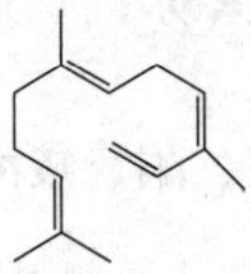 α-金合欢烯 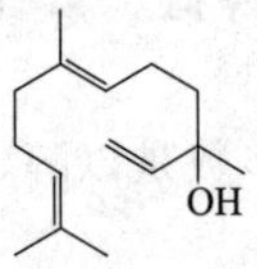　　苦橙油醇 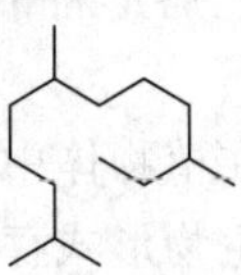　　麝子油烷
	双环倍半萜	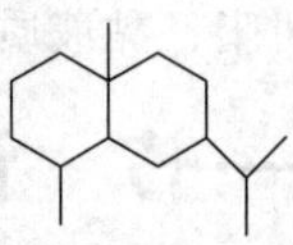 桉烷型 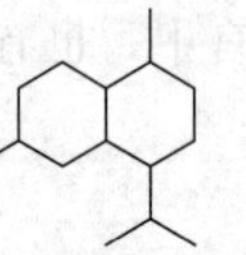　　杜松烷型
	单环倍半萜	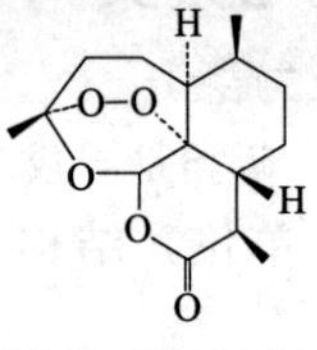 青蒿素

续表

结构类型	结构分类	活性成分实例
倍半萜	莫类衍生物	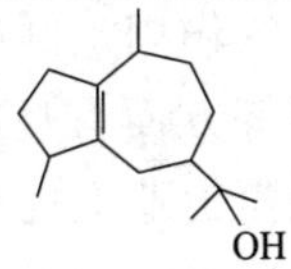 愈创木醇
	三环倍半萜	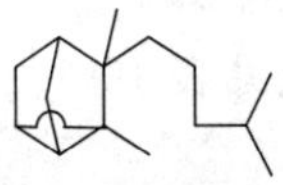 α-檀香烷
二萜	链状二萜	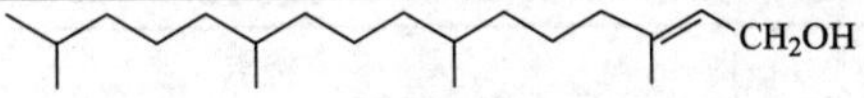 植物醇
	单环二萜	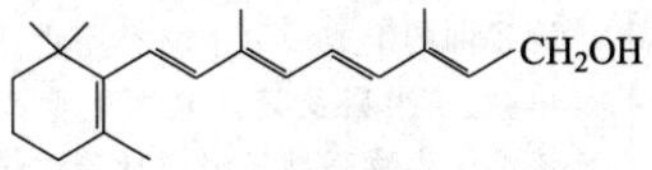 维生素 A
	双环二萜	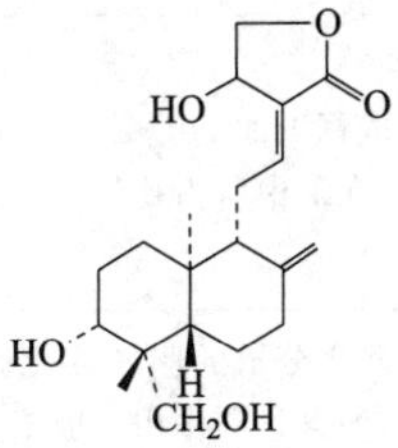 穿心莲内酯
	三环二萜	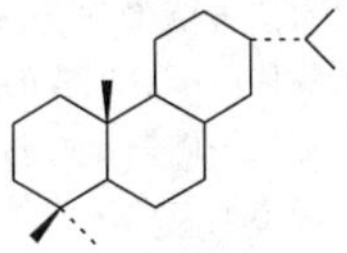 松香烷
	四环二萜	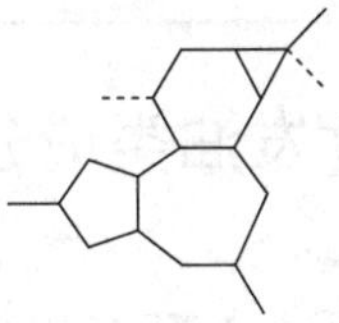 大戟烷

二、挥发油的含义及化学组成

1. 挥发油的含义

挥发油（volatile oil）也称精油（essential oil），是存在于植物体内的一类具有挥发性、可随水蒸气蒸馏、与水不相混溶的油状液体。挥发油大多具有芳香气味，并具有多方面较强的生物活性，为中药所含有的一类重要化学成分。

挥发油在植物来源的中药中分布非常广泛，已知我国有 56 科，136 属植物含有挥发油。特别是菊科植物，如苍术、白术、木香等；芸香科植物如降香、吴茱萸等；伞形科植物如川芎、白芷、前胡、柴胡、当归等；唇形科植物如薄荷、藿香等；樟科植物如乌药、肉桂等；木兰科植物如厚朴、辛夷、五味子等；马兜铃科植物如细辛等都富含挥发油。

挥发油存在于植物的腺毛、油室、油管、分泌细胞或树脂道等各种组织和器官中，大多数成油滴存在，也有与树脂、黏液质共存者，还有少数以苷的形式存在，如冬绿苷。

挥发油多具有止咳、平喘、祛痰、消炎、驱风、健胃、解热、镇痛、解痉、杀虫、抗癌、利尿、降压和强心等作用。例如芸香油、满山红油和从小叶枇杷中提得的挥发油都在止咳、平喘、祛痰、消炎等方面有显著疗效；挥发油不仅在医药上具有重要作用，在香料工业、日用食品工业及化学工业上也是重要的原料。

2.挥发油的化学组成

挥发油的化学组成见表10-3。

表 10-3　挥发油的化学组成

组成	特点	活性成分实例
萜类化合物	挥发油的组成成分中萜类所占比例最大，且主要是单萜、倍半萜及其含氧衍生物，其含氧衍生物多是该油中生物活性较强或具芳香气味的主要成分	薄荷醇
芳香族化合物	组成挥发油的芳香族化合物多为小分子的芳香成分，在油中所占比例次于萜类	桂皮醛
脂肪族化合物	一些小分子的脂肪族化合物在挥发油中也广泛存在，但含量和作用一般不如萜类和芳香族化合物	$CH_3(CH_2)_7CH_2OH$ 正壬醇（陈皮）
其他类化合物	经过水蒸气蒸馏能分解出挥发性成分。这些成分在植物体内多数以苷的形式存在，经酶解后的苷元随水蒸气一同馏出而成油，如黑芥子油是芥子苷经芥子酶水解后产生的异硫氰酸烯丙酯；挥发杏仁油是苦杏仁苷水解后产生的苯甲醛	苯甲醛 大蒜辣素

三、萜类和挥发油类成分的性质

1.萜类成分性质

（1）性状　单萜及倍半萜在常温下多为油状液体，少数为固体结晶，具挥发性及特异性香气。二萜及二倍半萜多为固体结晶。萜苷多为固体结晶或粉末，不具挥发性。

萜类化合物多具苦味，过去所称苦味素成分实际多为萜类。也有少数萜具有较强甜味，如甜菊苷。

单萜及倍半萜（萜苷除外）可随水蒸气蒸馏，其沸点随其结构中的C_5单位数、双键数、含氧基团数的升高而规律性地升高。在提取分离单萜及倍半萜时可利用这些性质。

（2）旋光性　大多数萜类化合物都具手性碳，有光学活性。

（3）溶解度　萜类化合物难溶于水，溶于甲醇、乙醇，易溶于乙醚、氯仿、乙酸乙酯、苯等亲脂性有机溶剂。具羧基、酚羟基及内酯结构的萜还可分别溶于碳酸氢钠或氢氧化钠水液，加酸使之游离或环合后，又可自水中析出或转溶于亲脂性有机溶剂，此性质常用于提取分离此类结构的萜类化合物。

萜苷类化合物随分子中糖数目的增加，水溶性增强，脂溶性降低，一般能溶于热水，易溶于甲醇及乙醇，不溶或难溶于亲脂性有机溶剂。

萜类化合物对热、光、酸及碱较敏感，长时间接触，常会引起其氧化、重排及聚合反应，导致结构变化，因此在提取、分离及贮存萜类化合物时，应注意尽量避免这些因素的影响。

2. 挥发油类成分性质

（1）性状　常温下挥发油大多为无色或淡黄色的透明液体，多具浓烈的特异性嗅味（其嗅味常是其品质优劣的重要标志），有辛辣灼烧感。少数挥发油具有其他颜色如奠类多显蓝色，佛手油显绿色，桂皮油显红棕色。冷却条件下挥发油主要成分常可析出结晶，称"析脑"，这种析出物习称为"脑"，如薄荷脑、樟脑等。滤去析出物的油称为"脱脑油"，如薄荷油的脱脑油习称"薄荷素油"，但仍含有约 50％的薄荷脑。

（2）挥发性　挥发油常温下可自然挥发，如将挥发油涂在纸片上，较长时间放置后，挥发油因挥发而不留油迹，脂肪油则留下永久性油迹，借此二者可相区别。

（3）溶解性　挥发油不溶于水，而易溶于各种有机溶剂，如石油醚、乙醚、二硫化碳、油脂等。在高浓度的乙醇中能全部溶解，而在低浓度乙醇中只能溶解一部分。

（4）物理常数　挥发油多数比水轻，也有的比水重（如丁香油、桂皮油），相对密度一般在 0.85～1.065。挥发油几乎均有光学活性，比旋度在 $+97°\sim117°$ 范围内。多具有强的折光性，折射率在 1.43～1.61 之间。挥发油的沸点一般在 70～300℃之间。

（5）稳定性　挥发油与空气及光线经常接触会逐渐氧化变质，使挥发油的相对密度增加，颜色变深，失去原有香味，形成树脂样物质，不能随水蒸气蒸馏。因此，制备挥发油方法的选择要合适，产品也要装入棕色瓶内密塞并低温保存。

第二节　挥发油类成分的制备技术

一、提取技术

挥发油的提取常用的有以下几种方法。

1. 水蒸气蒸馏法

将中药切碎后，加水浸泡，然后采用直接蒸馏或水蒸气蒸馏法将挥发油蒸馏出来，前者方法简单，但受热温度高，有可能会使挥发油温度升高，影响产品质量，后者可避免过热或焦化，但设备稍复杂。馏出液水油共存，可采用盐析法促使挥发油自水中析出，然后用低沸点有机溶剂萃取即得挥发油。

2. 溶剂提取法

用低沸点有机溶剂连续回流提取或冷浸提取，提取液可蒸馏或减压蒸馏除去溶剂，即可得到粗制挥发油，此法得到的挥发油含杂质较多，其他脂溶性成分会与其共存，故必须进一步精制提纯。

3. 压榨法

将含挥发油较丰富的原料（如柑、橘等）经撕裂粉碎压榨，将挥发油从植物组织中挤压出来，然后静置分层或用离心机分出油分，即得粗品。此法所得的产品也不纯，且很难将挥发油全部压榨出来，但可保持挥发油原有的新鲜香味。

二、分离技术

用前述方法从植物中提取出来的挥发油往往为混合物，需经分离精制后，方可获得单体化合物，常用分离方法如下。

1. 冷冻法

将挥发油置于0℃以下，必要时可将温度降至－20℃，继续放置，取出析出的结晶，再经重结晶可得纯品。如薄荷脑的提取分离。

2. 分馏法

挥发油的组成成分由于类别不同，它们的沸点也有差别，故采用减压分馏法。经过分馏所得的每一馏分仍可能是混合物，再进一步精馏或结合冷冻、重结晶、色谱等方法，可得到单一成分。

3. 化学分离法

化学分离法是根据挥发油中各组成成分的结构或官能团的不同用化学方法进行处理，使各组分得到分离的方法。

（1）碱性成分的分离　分离挥发油中的碱性成分时，可将挥发油溶于乙醚，加1％硫酸或盐酸萃取，分取的酸水层碱化，用乙醚萃取，蒸去乙醚即可得到碱性成分。

（2）酸性及酚性成分的分离　挥发油溶于乙醚，先用5％的碳酸氢钠溶液直接进行萃取，分出碱水层后加稀酸酸化，乙醚萃取，蒸去乙醚可得酸性成分。已提取酸性成分后的挥发油再用2％氢氧化钠萃取，分取碱水层，酸化，乙醚萃取，蒸去乙醚可得酚类或其他弱酸性成分。

（3）醇类成分的分离　将挥发油与丙二酸单酰氯或邻苯二甲酸酐或丙二酸反应生成酯，再将生成物转溶于碳酸钠溶液中，用乙醚洗去未作用的挥发油，将碱溶液酸化，再用乙醚提取所生成的酯，蒸去乙醚，残留物经皂化，分得原有的醇类成分。

（4）醛、酮成分的分离　常除去酚、酸类成分的挥发油母液，经水洗至中性，以无水硫酸钠干燥后，加亚硫酸氢钠饱和液振摇，分出水层或加成物结晶，加酸或碱液处理，使加成物分解，以乙醚萃取，可得醛或酮类化合物。也可将挥发油与吉拉德试剂T（含有酰肼基的季铵盐）回流1h，使生成水溶性的缩合物，用乙醚除去不具羰基的组分，再以酸处理，也可获得羰基化合物。

（5）其他成分的分离　大多数萜烃是不饱和的，可以通过形成结晶性加成物分离；薁类和醚类可用浓酸提取，经稀释后可得原来成分；醚类与浓酸形成的盐有时还能形成结晶析出。酯类成分一般采用精密分馏和色谱分离。

4. 色谱分离法

由于挥发油的组成成分相当复杂，故一般先用分馏法或化学法将挥发油作适当分离，然后再用色谱法分离，将会大大提高分离效果，此外，对一些挥发性较大的成分或色谱中有大致相同R_f值的同一类型化合物，有时要通过先制备衍生物再进行色谱分离，常用的色谱法有硅胶吸附色谱或氧化铝色谱。近几年，气相色谱和气质联用及制备性气液色谱多应用于挥发油组成的分离。

第三节　萜类和挥发油的检识技术

一、理化检识

1. 物理常数的测定

相对密度、比旋度及折射率等是鉴定挥发油常测的物理常数。

2. 化学常数的测定

酸值、皂化值、酯值是不同来源挥发油所具有的重要化学常数，也是衡量其质量的重要指标。

（1）酸值 是代表挥发油中游离羧酸和酚类成分含量的指标。以中和 1g 挥发油中游离酸性成分所消耗氢氧化钾的质量（mg）表示。

（2）酯值 是代表挥发油中酯类成分含量的指标。用水解 1g 挥发油中所含酯所需要的氢氧化钾质量（mg）表示。

（3）皂化值 是代表挥发油中所含游离羧酸、酚类成分和结合态酯总量的指标。它是以中和并皂化 1g 挥发油含有的游离酸性成分与酯类所需氢氧化钾的质量（mg）表示。实际上皂化值是酸值与酯值之和。

测定挥发油的 pH，如呈酸性，表示挥发油中含有游离酸或酚类化合物；如呈碱性，则表示挥发油中含有碱性化合物，如挥发性碱类等。

3. 官能团的鉴定

（1）酚类 将挥发油少许溶于乙醇中，加入三氯化铁的乙醇溶液，如产生蓝、蓝紫或绿色，表示挥发油中有酚类成分存在。

（2）羰基化合物 用硝酸银的氨溶液检查挥发油，如发生银镜反应，表示有醛类等还原性成分存在，挥发油的乙醇溶液加 2,4-硝基苯肼、氨基脲、羟胺等试剂，如产生结晶衍生物沉淀，表明有醛或酮类化合物存在。

（3）不饱和化合物和薁类衍生物 于挥发油的氯仿溶液中滴加溴的氯仿溶液，如红色退去表示油中含有不饱和化合物，继续滴加溴的氯仿溶液，如产生蓝色、紫色或绿色，则表明油中含有薁类化合物。此外，在挥发油的无水甲醇溶液中加入浓硫酸时，如有薁类衍生物应产生蓝色或紫色。

（4）内酯类化合物 于挥发油的吡啶溶液中加入亚硝酰铁氰化钠试剂及氢氧化钠溶液，如出现红色并逐渐消失，表示油中含有 α、β-不饱和内酯类化合物。

二、色谱检识

1. 薄层色谱

在挥发油的分离鉴定中薄层色谱应用较为普遍。吸附剂多采用硅胶 G 或 Ⅱ～Ⅲ 级中性氧化铝 G。展开剂常用石油醚（或正己烷）展开非含氧烃类；用石油醚（或正己烷）-乙酸乙酯（85∶15）展开含氧烃类。显色剂的种类可依不同检识目的和目标物而定，如 1% 香荚兰醛浓硫酸溶液与挥发油大多数成分可产生多种鲜艳的颜色反应；异羟肟酸铁试剂可用于检查内酯类化合物；0.05% 溴酚蓝乙醇溶液可用于检查酸类化合物；硝酸铈铵试剂可使醇类化合物在黄色的背景上显棕色斑点；碘化钾-冰乙酸-淀粉试剂可与过氧化物显蓝色。

2. 气相色谱法

气相色谱法现已广泛用于挥发油的定性定量分析。用于定性分析主要解决挥发油中已知成分的鉴定，即利用已知成分的对照品与挥发油在同一色谱条件下，进行相对保留值对照测定，以初步确定挥发油中的相应成分。

3. 气相色谱-质谱（GC-MS）联用法

对于挥发油中许多未知成分，同时又无对照品作对照时，则应选用气相色谱-质谱（GC-MS）联用技术进行分析鉴定，可大大提高挥发油分析鉴定的速度和研究水平。

第四节　萜和挥发油类成分制备实例

实例一　薄荷中挥发油成分的制备

一、薄荷中的主要成分及性质

薄荷为唇形科植物薄荷的干燥地上部分，性凉味辛，具宣散风热、清头目、透疹等功效。全草含挥发油1%以上，其油（薄荷素油）和脑（薄荷醇）为芳香药、调味品，并广泛用于日用化工和食品工业。

薄荷素油为无色或淡黄色澄清液体，有特殊清凉香气，味初辛后凉，与乙醇、乙醚、氯仿等能任意混合，相对密度0.888～0.908。

薄荷挥发油的化学组成很复杂，油中成分主要是单萜类及其含氧衍生物，还有非萜类芳香族、脂肪族化合物等几十种，如薄荷醇、薄荷酮（menthone）、醋酸薄荷酯（menthyl acetate）、桉油精（cineole）、柠檬烯等。

|　薄荷醇　|　薄荷酮　|　醋酸薄荷酯　|　桉油精　|　柠檬烯　|

薄荷油的质量优劣主要依据其中薄荷醇（薄荷脑）含量的高低而定。薄荷醇为无色针状或棱柱状结晶，或白色结晶状粉末，mp.42～44℃。薄荷醇微溶于水，易溶于乙醇、氯仿、乙醚和液体石蜡等，是薄荷挥发油的主要成分，一般含量占50%以上，最高可达85%。

二、薄荷中薄荷油的制备

薄荷醇的分离精制，一般多采用冷冻分离法，其简要工艺流程如图10-1所示。

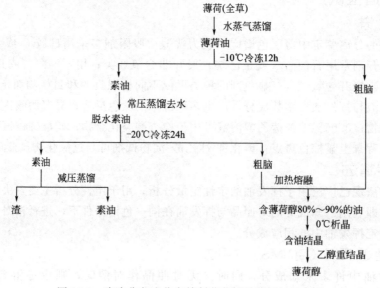

图10-1　冷冻分离法分离精制薄荷醇的简要工艺流程

也可用分馏法提取分离薄荷醇，其工艺流程如图 10-2 所示。

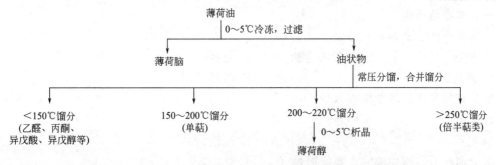

图 10-2 分馏法提取分离薄荷醇的工艺流程

实例二 黄花蒿中萜类成分的制备

一、黄花蒿中的主要成分及性质

黄花蒿为菊科植物黄花蒿的干燥地上部分，中药名青蒿。具有清热解暑、除蒸、截疟的功效，用于治疗暑邪发热、阴虚发热、疟疾寒热、湿热黄疸等症。黄花蒿中化学成分分为四类：挥发油、倍半萜、黄酮、香豆素。最主要的有效成分为青蒿素，属于倍半萜类，是世界公认的高效、速效抗疟药。

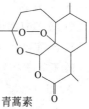

青蒿素

青蒿素，为无色针状结晶，易溶于氯仿、丙酮、乙酸乙酯，可溶于乙醇、乙醚，微溶于冷石油醚及苯，几乎不溶于水。

二、黄花蒿中青蒿素的提取与分离

其工艺流程如图 10-3 所示。

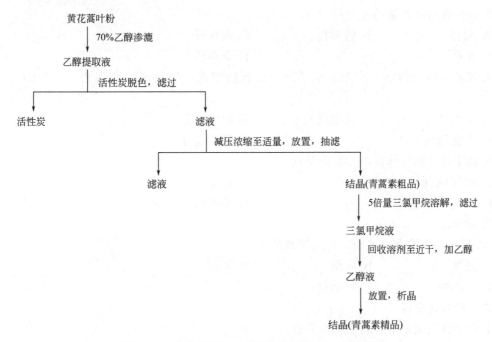

图 10-3 黄花蒿中青蒿素的提取与分离工艺流程

目标检测

一、单项选择题

1.薄荷中的主要萜类成分是（　　）。

A.樟脑　　　　　　B.醋酸薄荷酯　　　　C.龙脑

D.薄荷醇　　　　　　　　　　　　　E.梓醇

2.二萜的异戊二烯单位有（　　）。

A.5个　　　　　　B.6个　　　　　C.3个

D.4个　　　　　　　　　　　　E.7个

3.分馏法分离挥发油的主要依据是（　　）。

A.密度的差异　　　　　　　　B.酸碱性差异

C.沸点的差异　　　　　　　　D.溶解性的差异

E.相对分子质量的差异

4.挥发油具有的性质是（　　）。

A.与酸成盐　　　　　　　　B.与碱成盐

C.酸水中加热水解　　　　　　　　D.碱水中加热开环

E.冷冻可析出结晶

5.不属于挥发油的物理常数的是（　　）。

A.相对密度　　　　B.比旋度　　　　C.折射率

D.酸值　　　　　E.沸点

6.下列方法中，哪种不能用于从混合挥发油中分离单一组分（　　）。

A.升华法　　　　B.分馏法　　　　C.超临界萃取法

D.冷冻法　　　　E.化学法

7.很少含有挥发油的植物科为（　　）。

A.菊科　　　　B.唇形科　　　　C.茜草科

D.姜科　　　　　　　　　E.伞形科

8.挥发油的氯仿溶液中加入含5％溴的氯仿溶液，如果红棕色退去，表明油中含有（　　）。

A.薁类成分　　　　B.羰基成分　　　　C.酚类成分

D.不饱和结构　　　　　　　E.醇类成分

9.属于挥发油特殊提取方法的是（　　）。

A.酸提碱沉　　　　　　　　B.碱提酸沉

C.水蒸气蒸馏　　　　　　　　D.煎煮法

E.溶剂法

10.用溶剂法提取挥发油，常用溶剂是（　　）。

A.乙醇　　　　B.丙酮　　　　C.氯仿

D.石油醚　　　　E.环己烷

二、多项选择题

1.影响挥发油稳定性的主要因素有（　　）。

A.光线　　　　B.空气　　　　C.相对密度

D. 温度   E. 压力

2. 气相色谱可用于分离分析（   ）。

A. 烟碱   B. 多糖   C. 脂肪油   D. 挥发油

3. 自然界中的萜类化合物（   ）。

A. 分子式为（C_5H_8）$_n$

B. 可以与糖成苷

C. 低分子量的萜具挥发性

D. 可分为单萜、二萜、三萜三种类型

E. 大多以含氧衍生物形式存在

4. 从药材中提取挥发油的方法有（   ）。

A. 水蒸气蒸馏法   B. 压榨法

C. 水提醇沉法   D. 溶剂提取法

E. 低温结晶法

5. 区别挥发油和脂肪油的方法有（   ）。

A. 油斑实验   B. 挥发性实验

C. pH 比较   D. 颜色比较

E. 芳香性比较

三、思考题

1. 挥发油有哪些通性？如何区分挥发油和脂肪油？

2. 薄荷中有哪些化学成分？主要化学成分的结构类型是什么？

第三篇 提取分离工业生产技术

第十一章
工业浸提技术

知识目标

① 掌握常用浸提技术的操作工艺、适应范围及关键操作；

② 熟悉浸提原理及影响浸提的因素；

③ 了解药材成分与疗效的关系，浸提技术的最新动态与发展趋势以及常用的浸提设备。

能力目标

① 熟练掌握煎煮技术、渗漉技术、回流浸提技术及水蒸气蒸馏技术等传统浸提技术；

② 学会根据药材所含成分及性质选用不同的浸提溶剂；能操作使用常用浸提设备。

第一节 浸提知识准备

一、浸提溶剂

不同的溶剂浸取同一物料所得浸出液成分也会不同，浸取溶剂的选择与使用是浸提面对的首要问题，相当程度上决定了有效成分能否充分浸出、制剂的有效性、安全性和稳定性以及生产成本。

1.浸提溶剂选择要求

选择浸提溶剂时应考虑下列基本要求：（1）能最大限度地溶解和浸提有效成分，最低限度地浸提无效成分和有害物质；（2）不与有效成分和辅助成分发生化学反应，亦不影响其稳定性、药效和质量控制；（3）具有适宜的物理性质，如比热小、沸点低、黏度小、不易燃烧、安全无毒；（4）来源广泛、价格低廉。

但完全符合上述要求的溶剂很少，生产实践中的选用原则是基于上述基本要求，根据药材的性质与成分特性、医疗要求及溶剂的溶解性能，通过试验选定适宜的浸提溶剂。

2. 常用浸提溶剂

（1）水　水作溶剂经济易得，极性大，溶解范围广。药材中的生物碱盐类、苷类、苦味质、有机酸盐、鞣质、蛋白质、糖、树胶、色素、多糖类（果胶、黏液质、菊糖、淀粉等），以及酶和少量的挥发油都能被水浸出。其缺点是浸出范围广，选择性差，容易浸出大量无效成分，给制剂滤过带来困难，制剂色泽欠佳、易于霉变、不易贮存。而且也能引起某些有效成分的水解，或促进某些化学变化。

（2）乙醇　乙醇为半极性溶剂，溶解性能界于极性与非极性溶剂之间。可以溶解水溶性的某些成分，如生物碱及其盐类、苷类、糖、苦味质等；又能溶解非极性溶剂所溶解的一些成分，如树脂、挥发油、内酯、芳烃类化合物等，少量脂肪也可被乙醇溶解。乙醇能与水以任意比例混溶。经常利用不同浓度的乙醇有选择性地浸提药材有效成分。一般乙醇含量在90%以上时，适于浸提挥发油、有机酸、树脂、叶绿素等；乙醇含量在50%～70%时，适于浸提生物碱、苷类等；乙醇含量在50%以下时，适于浸提苦味质、蒽醌类化合物等；乙醇含量大于40%时，能延缓许多药物，如酯类、苷类等成分的水解，增加制剂的稳定性；乙醇含量达20%以上时具有防腐作用。

乙醇具挥发性、易燃性，生产中应注意安全防护。此外，乙醇还具有一定的药理作用，价格较贵，故使用时乙醇的浓度以能浸出有效成分、稳定制备目的为度。

（3）酒　酒是将米、麦、黍等和糯酿制而成。酒性味甘、辛、大热，具有通血脉、行药势、散风寒、矫臭矫味的作用，它也是一种良好的溶剂，主要用于酒剂的制备。因药酒中含醇量较大，小儿、孕妇、心脏病及高血压病人不宜服用。工业浸提用酒一般选用黄酒和白酒。

（4）其他　其他有机溶剂如乙醚、石油醚、氯仿等，因生理活性较强，对人体的毒害作用大，故在中药生产中很少用作浸提溶剂，一般仅用于某些有效单体的纯化及中药材的脱脂。

此外，丙酮、乙酸乙酯、正丁醇等也是比较常用的有机溶剂。丙酮是良好的脱脂脱水剂，具有防腐作用，但易于挥发和燃烧，并有一定毒性，若选用丙酮作浸提溶剂时应从制剂中完全除去。

3. 浸提辅助剂

为提高浸提效能，增加浸提成分的溶解度，增加制剂的稳定性，以及去除或减少某些杂质。特于浸提溶剂中加入浸提辅助剂。常用的浸提辅助剂有酸、碱、甘油及表面活性剂等，见表11-1。

表 11-1　常用浸提辅助剂

浸提辅助剂类型	常用浸提辅助剂	使用目的
酸	盐酸、硫酸、乙酸、酒石酸、枸橼酸等	①促进生物碱的溶出，提高生物碱稳定性； ②促进有机酸游离，除去酸不溶性杂质
碱	氨水、碳酸钙、碳酸钠、氢氧化钙、氢氧化钠等	①增加皂苷、有机酸、黄酮、蒽醌、内酯、酚类等成分溶解度和稳定性； ②除去碱不溶性杂质
表面活性剂		增加药材的润湿性

二、浸提过程

1.浸提原理

浸提过程是指溶剂进入药材组织细胞将药用成分溶解后形成浸提液的全部过程。浸提的实质就是溶质（成分）由药材固相转移到溶剂液相中的传质过程。一般认为这一过程包括以下三个步骤：

（1）溶剂到药材组织细胞内；

（2）细胞内的溶质解析、溶解于溶剂；

（3）溶质从细胞内部向外扩散。

2.影响浸提的因素

浸提过程不是简单的溶解过程，而是通过使药材润湿，溶剂向药材组织细胞中渗透，药用成分解吸、溶解、扩散、置换等一系列过程来完成。在实际生产过程中，这些阶段是交替进行，相互联系的。药用成分浸提质量及效率，除应选用适当溶剂外，还与下列因素有关。

（1）药材粒度　一般来说药材粉碎得越细，浸出效果越好。但是药材粒度太小也不利浸出。其原因有：过细的粉末对药液和成分的吸附量增加，造成有效成分的损失；药材粉碎过细，破裂的组织细胞多，浸出的杂质多。药材粉碎过细给浸提操作带来困难，例如滤过困难，渗漉时易堵塞等。一般水提取时药材可采用粗粉及薄片；有机溶剂提取时药材可略细；药材为根茎时可粉碎细些；药材含大量黏液质、淀粉等成分时则要粗些；用全草、叶类、花类、果仁等为原料时可用粗粉。

（2）药材成分　分子小的成分先溶解扩散，有效成分多属于小分子物质，主要含于最初部分的浸出液中。但应指出，有效成分扩散的先决条件还在于其溶解度的大小。易溶性物质的分子即使大，也能先浸出来。

（3）浸提温度　温度高能使植物组织软化，促使细胞膨胀，有利于可溶性成分的溶解和扩散，促进有效成分的浸出。但温度也不宜太高。其原因：①使某些成分被破坏，挥发性成分损失，例如钩藤碱受热分解，效能几乎全部丧失，大黄中的蒽醌苷类成分加热浸提，在一定程度上会分解破坏。②无效成分浸出增加，杂质增多。因此，浸提时应控制适宜的温度。

（4）浸提时间　在一定条件下，浸提时间越长，浸提越完全。但当扩散达到平衡时，时间即不起作用。此外，长时间的浸提会使杂质增加，一些有效成分如苷类易被在一起的酶所水解。

（5）浓度差　增大浓度梯度能够提高浸出效率。溶剂进入细胞组织中溶解可溶性成分而使细胞内外产生浓度差，浓度差越大，越易扩散，提取效率越高。在提取过程中可以通过更换新溶剂保持良好的浓度差，一旦提取次数太多会使溶液量增大，给后面的浓缩带来困难，因此提取次数一般控制在 3 次较适宜。

（6）浸提压力　提高浸提压力有利于加速润湿渗透过程，缩短浸提时间。同时在加压下的渗透，可使部分细胞壁破裂，亦有利于浸出成分的扩散。但对组织松软的药材，容易润湿的药材，加压对浸出影响不显著。

第二节　浸提技术应用

中药传统的浸提技术有煎煮技术、浸渍技术、渗漉技术、回流浸提技术、水蒸气蒸馏技术。我国古代医籍中早就有用水煎煮、酒浸渍等浸提药用成分的记载。目前在国内中药行业的浸提生产中主要还是采用传统的工艺和设备，随着科学技术的进步，在多学科互相渗透对提取原理及过程深入研究的基础上，浸提新方法、新技术，如半仿生提取法、超声提取法、超临界流体萃取法、微波萃取法、破碎提取法、酶法浸提等不断被采用，提高了中药制剂的质量。

一、煎煮

1.知识准备

煎煮法是以水为提取溶剂，将药材加热煮沸一定的时间而获得煮出液，并重复进行若干次，以提取其有效成分的一种传统方法，又称煮提法或煎浸法。根据煎煮法操作压力的变化，煎煮法的操作工艺可分为常压煎煮法、加压煎煮法、减压煎煮法。常压煎煮法适用于一般性药材的煎煮；加压煎煮法适用于药物成分在高温下不易被破坏，或在常压下不易煎透的药材；减压煎煮法则可在相对较低的温度下实现煮沸进程，以适应某些热敏性物料的煎煮提取。本质上，水煎煮法是一种强化的浸渍提取方法，只是操作温度较高，达到了溶剂沸点，是中药最早、最常用的制剂方法之一。

煎煮法适用于有效成分能溶于水，且对加热不敏感的药材。制备传统中药汤剂一般用煎煮法，同时也是制备一部分中药散剂、丸剂、冲剂、片剂、注射剂时提取某些有效成分的基本方法之一。总体上煎煮法符合中医传统用药习惯，溶剂易得价廉，至今仍为最广泛应用的基本浸提方法。

2.操作过程

（1）药材前处理 按照浸取投料的要求对中药原料进行炮制、粉碎切片等处理，力求保证提取效果又不使过多的杂质溶出。避免药材不经浸泡直接煎煮，且浸泡时不宜用热水，否则药材组织表面的蛋白质受热凝固，淀粉糊化，使水分难以浸入细胞内部，而影响有效成分的溶出。视药材性质不同，浸泡时间为 0.5~1h。对于质地疏松柔软的花叶茎根类物料，首次加水量通常为 10~12 倍，质地坚硬的药材原料则加水量略少，至 5~8 倍。所用水质应经过净化和软化，如果配制注射剂，应选用重蒸馏水。

（2）提取操作 以水为溶剂时，可将药材和水装入提取罐内直接向罐内通入蒸汽进行加热。当温度达到提取工艺的温度后，停止向罐进蒸汽，而改向夹层通蒸汽，进行间接加热，以维持罐内温度稳定在规定范围内。根据投料量、饮片粒度及药材性质综合调整煎煮时间和次数，时间过短有效成分煎出不完全，过长则某些成分会受到破坏或挥发损失掉，且杂质溶出过多。通常第二次的煎煮时间较第一次的煎煮时间短些。实践证明，一般汤剂煎煮 2~3 次即可提出总有效成分的 70%~80%。若乙醇为溶剂时，则全部用夹层通蒸汽的方式进行间接加热。在进行一般的水提和醇提时，通向油水分离器的阀门必须关闭，只有在吊油时才打开。

（3）煎出液处理 将各次煎出液合并，静置或加速沉淀，获得过滤液，滤过或沉降分离出煎液（汤剂）供使用，或继续浓缩、干燥得浸出药剂的半成品，供进一步制成所需制剂。

3.煎煮设备

煎煮设备包括敞口式和密闭式两种。根据中药生产现代化的 GMP 要求。目前中药工业生产煎煮已基本淘汰敞口式煎煮器，普遍使用密闭式设备，利于大规模生产及达到洁净要求。常见的有密闭煎煮罐，强制循环提取罐、多功能提取罐等。

（1）密闭煎煮罐 密闭煎煮罐是目前常见的一种设计形式，如图 11-1 所示，罐体材料为不锈钢，气动机构操纵底盖开闭。投料后通入蒸汽进行直接加热，达到提取所需温度后，停止进汽，改向罐体夹层通入蒸汽进行间接加热.以维持罐内微沸状态。同时，搅拌桨施加搅拌作用，煎煮结束还可起到卸渣功能。罐体为全封闭结构，可常压操作，亦可加压操作。

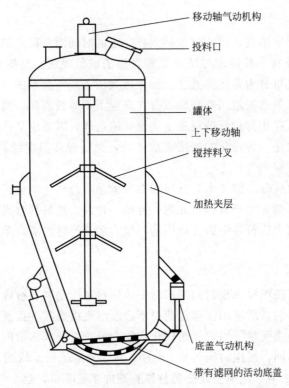

移动轴气动机构

投料口

罐体

上下移动轴

搅拌料叉

加热夹层

底盖气动机构

带有滤网的活动底盖

图 11-1　密闭煎煮罐

（2）多功能提取罐　多功能提取罐是目前国内应用最广的密闭提取罐。适用于中药的常压、水煎、温浸、热回流、强制循环、渗漉、芳香油提取及有机溶剂的回收等多种工艺操作，如图 11-2 所示。多功能提取罐的罐体都配备 CIP 清洗自动旋转喷洗球头、测温孔、防爆视孔灯、视镜、快开式投料口等；成套设备包括除沫器、冷凝器、冷却器、油水分离器、过滤器、气缸控制台等附件，多功能提取罐结构见图 11-3。多功能提取罐有 $0.5 \sim 6m^3$ 等规格，常分为正锥式、斜锥式、直筒式和直筒变径式四种样式，如图 11-4 所示。多功能提取罐一般都安装在一个高台上，底部悬空，从罐体的上部加入待提取的物料及提取溶剂，夹层通蒸汽间接加热或直接从底部通入蒸汽加热提取，利用高度差，提取液从底部放出，经过滤后置于另罐贮存或直接转至下一操作工序，罐底盖可以自动启闭，提取后余下的药渣借助机械力或压力排出。设备底部出渣门上设有不锈钢丝网或滤板，使药渣与浸出液得到较好的分离。为了防止药渣在提取罐内膨胀，因架桥难以排出，装有料叉的提取罐还可借助于气动装置自动提升排渣。出渣门和上部投料门的启闭均采用气动装置自动启闭，操作方便。也可用手动控制器操纵各阀门，控制气缸动作。为了提高工作效率，减少能耗，多功能提取罐往往都是与其他设备组成相应的机组来完成一系列的工艺操作。

多能提取罐的提取操作原理如下。

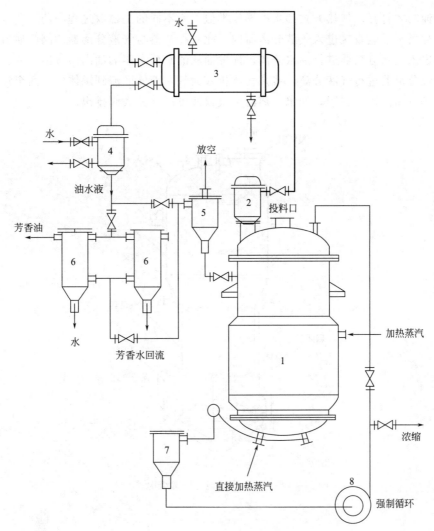

图 11-2 多功能提取罐示意图

1—提取罐；2—泡沫捕集器；3—换热器；4—冷却器；
5—气液分离器；6—油水分离器；7—过滤器；8—循环泵

① **加热方式** 水提时，中药物料和水装入提取罐后，即向罐内通入蒸汽进行直接加热，达到提取所需温度后，停止进汽，改向罐体夹层通入蒸汽进行间接加热，以维持罐内温度稳定在规定范围内；醇提时，则始终向罐体夹层通入蒸汽进行间接加热。

② **强制循环** 在提取过程中，可以用泵对药液进行强制性循环以提高浸出效率（但对含淀粉多和黏性较大的物料不适用）。即药液自罐体下部排液口流出，经药液过滤器过滤后，用泵输送回提取罐内。提取完毕后，提取液从罐体下部排液口排出，流经过滤器，将药液输送到后续浓缩段处理。

③ **回流循环** 在提取过程中，罐内必然产生大量蒸汽，这些蒸汽经泡沫捕集器收集后进入冷凝器冷凝，再进入冷却器冷却，然后进入气液分离器进行气液分离，使残余气体逸出，液体则回流到提取罐内，循环直至提取结束。

④ **提取挥发油（吊油）** 在进行一般的水提或醇提时，通向油水分离器的阀门暂时关闭，

只有在吊油时才打开。加热方式和水提操作类似，所不同的是提取过程中药液蒸汽经冷却器进行再冷却后，不能直接进入气液分离器内，此时冷却器与气液分离器的阀门通道关闭，使冷却液体进入油水分离器进行油水分离，挥发油从油水分离器的油出口放出。芳香水从回流水管经气液分离器进行气液分离，残余气体排入大气，液体回流到罐体内。两个油水分离器可轮流工作，吊油进行完毕，油水分离器中残留液可以从其底阀排出。

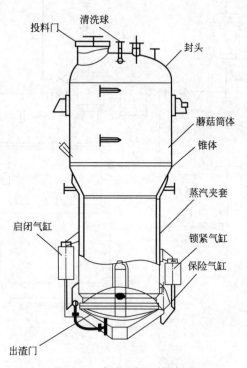

图 11-3　多功能提取罐结构

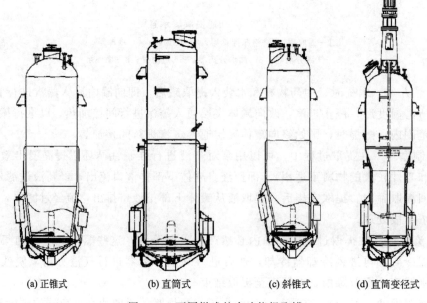

(a) 正锥式　　　　　(b) 直筒式　　　　　(c) 斜锥式　　　　　(d) 直筒变径式

图 11-4　不同样式的多功能提取罐

二、浸渍

1. 知识准备

浸渍技术系指将药材置密闭容器内，加入适量溶剂，在一定温度下浸泡至规定时间，以浸提药用成分的操作技术。

通过浸渍法所得到的浸出液在不低于浸渍温度下能较好地保持其澄清度；操作简单易行，但所需时间较长，溶剂用量大，出液系数较高，有效成分浸出率低。另外，浸渍状态下固液间通常呈静止状态，溶剂的利用率较低，有效成分浸出不完全。即使采用重浸渍法，加强搅拌，或促进溶剂循环，也只能提高浸出效果，并不能直接制得高浓度的制剂。由于所需时间较长，不宜用水做溶剂，通常用不同浓度的乙醇或白酒，故浸渍过程应密闭，防止溶剂的挥发损失。

浸渍技术适用于遇热易破坏、易挥散的药材（如陈皮、生姜等）；黏软性、无组织结构的药材（如乳香、没药等）；新鲜和易膨胀的药材（如鲜石斛、叶类等）。不适用于贵重药材、毒性药材及药用成分含量较低的药材。

2. 操作过程

按照操作温度和次数的不同，浸渍法分为冷浸法、热浸法以及重浸渍法。

（1）冷浸法 多在室温下进行，也称常温浸渍法，视药材品种不同，一般要浸渍 3～5 天，长的可达数月。溶剂以浸出一次为度，如果新鲜溶剂浸出多次，合并浸出液即可。

具体操作过程如下：将待浸药材清洗，适当粉碎，置于加盖容器内，加一定量溶剂，密闭，于室温下浸泡 3～5 天（或至规定时间），适当加以振动或搅拌。到规定时间后过滤浸出液，压榨残渣，使残液析出，将压榨液与滤液合并，静置 24h 后再过滤，将浓度调至规定标准。压榨液中带有不溶性成分及细胞组织，故放置一定时间后再滤过。浸出液可进一步制备流浸膏、浸膏、片剂、冲剂等。

（2）热浸法 将药材饮片或切块置于特制的罐内，加定量溶剂（如白酒或稀乙醇溶液），以水浴或蒸汽加热，乙醇为溶剂时，在 40～60℃ 进行浸渍，水为溶剂时，在 60～80℃ 进行浸渍，以缩短浸提时间，其余和冷浸渍法操作相同。

热浸法可以大幅度缩短浸出时间，提高了效率，有效成分的浸提也更加完全，但由于浸渍温度高于室温，故浸出液中杂质溶出量亦相应增加，冷却后有沉淀析出，导致澄清度不如冷浸法好。热浸法的提取温度其实并不高，因此也称为温浸法。

（3）重浸渍法 单次浸渍法的固有缺点是固液接触面更新较慢，即使加温或搅拌也不能使药渣中的吸附残液完全析出，导致固液接触的边界层难以有效更新，影响溶质的扩散，为此引入重复浸渍法。通常重复 2～3 次。最好每次浸渍之间将药渣进行压榨以使残留的浸渍液析出，使后续的浸渍操作获得较好的浓度差。目前国内还有单罐循环浸出方法，其原理类似于强制循环煎煮法，这种方法在一定程度上使溶剂的利用效率得到提高，能持续地更新接触面，溶剂用量少，浸出收率高。但是通常仅用于冷浸法操作，提高对热敏性物料的提取速度。

3. 浸渍过程中的注意事项

（1）浸渍用溶剂需要根据药材种类及成分性质选定，常用不同浓度的乙醇溶液为浸出溶剂，因为浸渍操作时间长，特别是在冷浸法时以水为溶剂就很容易变质。

（2）浸渍时，有效成分在扩散之前只有充分溶解才能获得好的浸出效果，因此要有足够的溶剂。

（3）各种浸渍法都必须压榨药渣，特别是溶剂量相对较少时，压榨药渣取得其残留浸出液对提高浸出量更为重要。

（4）浸渍持续时间应结合具体条件和方法按实际浸出效能来决定，以充分浸取其有效成分并兼顾工效为原则，不宜简单化，可以通过一些方法测试浸出液浓度的单位时间变化来掌握。

4.常用浸渍设备

浸渍法所用的主要设备为浸渍器和压榨器，前者为药材浸渍的盛器，后者用于挤压药渣中残留的浸出液。

（1）浸渍器　许多煎煮设备也可用于浸渍操作。中药生产中常用浸渍罐的材料有不锈钢、搪瓷、陶瓷等。其基本结构为上部有盖，下部有出液口，内部还应装有多孔假底并铺上滤布，目的是过滤提取液并防止药渣堵塞。为了提高浸出效率，浸渍罐中一般都装有搅拌装置对物料进行搅拌或在下端出口处设置离心泵强制溶剂循环，起类似于搅拌的作用。另外，还有些浸渍罐中配备了加热装置（加热夹层或蒸汽管），以便于进行温浸提取。如图11-5所示为搅拌式浸渍罐示意图。

（2）压榨器　浸渍操作中，药渣所吸附的药液浓度总是和浸出液相同，浸出液的浓度越高，由药渣吸附浸液所引起的成分损失就越大。压榨药渣不仅可以减少浸出成分的损失，同时压榨浸渍后的药渣，在下一轮的浸渍中还可明显改善固液接触状态，增强传质效果。小量生产时可用螺旋压榨机，此压榨机也可以用于压滤沉淀较多且难以滤过的其他物料，大规模生产时采用大功率压榨机。

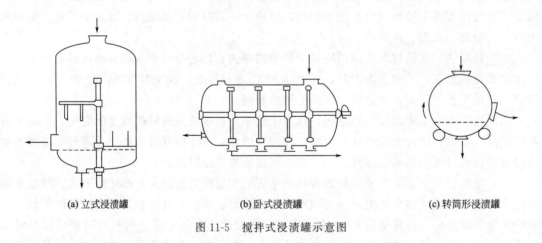

(a) 立式浸渍罐　　　　　　　　(b) 卧式浸渍罐　　　　　　　　(c) 转筒形浸渍罐

图11-5　搅拌式浸渍罐示意图

三、动态渗漉提取

1.知识准备

将药材粉碎后装入特制的渗漉筒或渗漉罐中，从渗滤罐上方连续通入溶剂，使其渗过罐内药材积层，发生固液传质作用，从而浸出有效成分，自罐体下部出口排出浸出液，这种浸出方法即称为"渗漉法"，所得的浸出液称为"渗漉液"。本法适于提取热敏性、易挥发性或剧毒类中药物料；适于提取有效成分含量较低或要求浸出液浓度较高的中药物料；对于一些其提取物为黏性的、不易流动的物料，如乳香、芦荟等不宜使用本法。

2. 操作过程

(1) 粉碎 渗漉提取前药材需经适当粉碎才能装罐，因为提取效果及浸出液质量与药材粒度密切相关。通常，渗漉提取的药材颗粒多为中等粒度以上，不宜过细，否则增加吸附性，溶剂将难以顺利通过，不利于溶质的浸出；颗粒过粗则会减少接触面积，降低浸出效率。大规模渗漉生产中切片厚度通常为 0.5mm，质地坚硬的药材粒度还可适当细一些。实际粉碎的粒度还要视药材种类、溶剂特点等具体条件而定。

(2) 浸润 药材粉粒正式装罐渗漉前，应先用溶剂浸润，通常浸润溶剂量为药材量的 0.7～1 倍，充分浸润均匀后放置时间约为 1～4h。不能用药材干粉直接操作，浸润的目的在于装罐前就使药材组织充分膨胀，避免装罐后堆积过紧或膨胀不均，防止溶剂的流动不畅或不均匀通过，影响提取效果。当然具体的浸润溶剂量及时间要视药材种类、溶剂性质和粉碎粒度而定，不绝对遵循上述推荐条件。

(3) 装罐 装罐前先取适量脱脂棉用浸出溶剂浸润后，垫在渗漉罐罐底部筛板上，将浸润好的药材原料分数次装入，每次完成后都将料层压平压匀，溶剂为乙醇溶液时可压紧些，水溶剂时则稍蓬松些。投料完毕，用滤纸或纱布掩盖料层，再覆盖板或惰性重物（如清洁细石块）一层，以免加入溶剂后药材浮起。装罐时压力要均匀，松紧合适。装得过松，溶剂通过速度过快，浸提效果不好，且占用容积大，溶剂耗用多；装得过紧，会使通道堵塞而使渗漉无法进行；松紧不均匀则溶剂会沿着较松的部分流过，使其他部分药粉得不到相应的浸渍。渗漉筒内药粉所占的容积不宜过多，一般不超过渗漉筒容积的 2/3，必须留有一定的空间以存放溶剂，保持液面。

(4) 浸渍 扩散效果是与时间密切相关的，故渗漉前的浸渍是非常必要的。装罐完毕后，自上部缓慢通入溶剂，则罐内药粉间的残存空气便可经由罐底部打开的出口排出，至没有气泡冒出为止关闭出口，继续加溶剂至液面高出药层几厘米为止。加盖放置 24～48h，使溶剂充分浸润扩散。

浸渍时应尽量排除空气，并阻止空气重新渗入粉柱。否则残存气泡将冲挤药层，使药粉层原有的松紧度改变，产生空隙，溶剂由空隙流过。渗漉过程中，液面应始终保持高于药层，否则表层药粉会产生干涸裂缝，溶剂将同样由空隙流过而影响渗漉。

(5) 渗漉 浸渍至适宜时间后，开启渗漉罐底部阀门收集渗流液，上部相应添加溶剂。渗漉分为慢渗和快渗，适宜调节滤液流出速度，慢渗时滤液流出速度为 1～3mL/(kg·min)，快渗时滤液流出速度为 3～5mL/(kg·min)。对于某些质地较硬的药材或浸出液需要较高浓度时，通常采用慢速渗漉，以使成分充分浸出。对于富含生物碱、苷等易于扩散的药材，可采用快渗法，能够保证其浸出效果。

通常，药材有效成分是否提取完全，可由渗漉液的成色判断，一般一份药材用 4～8 份溶剂即可将有效成分基本完全浸出，所获得的浸出液，有时可直接制成成品，有时须经稀释或浓缩，使有效成分和乙醇含量均符合规定的标准。

3. 渗漉设备

渗漉用的主要设备为渗漉筒或罐，如图 11-6 所示，一般为圆柱形和圆锥形，其结构形式的选择与所处理的药粉的膨胀性质有关。一般药材采用圆柱形，而膨胀性较强的药材则多采用圆锥形，因圆锥形渗漉罐上部直径较下部大，药粉膨胀时，罐壁的倾斜度能较好地适应其膨胀变化，从而能使渗漉正常进行。在选用时也应注意溶剂的特性，用水溶液剂为提取溶剂时易使药粉膨胀，则多能使渗漉正常进行。在选用时也应注意溶剂的特性，用水溶液为提取溶剂时易使药粉膨胀，则多用圆锥形，而用有机溶剂做溶剂可选用圆柱形。

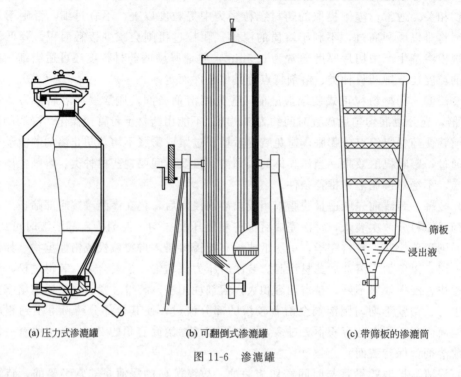

(a) 压力式渗漉罐　　　　　(b) 可翻倒式渗漉罐　　　　　(c) 带筛板的渗漉筒

图 11-6　渗漉罐

渗漉筒的材料包括玻璃、搪瓷、陶瓷、不锈钢等。渗漉筒较大时由于上部药材的挤压，渗漉筒底部的药材易被过度压实，致使渗漉难以进行，因此可在渗漉筒中设若干假底，药材分为若干层。大型渗漉装置可用管道装置输送浸出溶剂和控制渗漉速度，可将数个渗漉筒串联使用，执行重渗漉以达到提高浸取效果和改善产品质量的目的。

大规模连续渗漉流程如图 11-7，可以实现长时间、大批量渗漉式生产，渗漉结束时还可通过蒸汽加热，使药渣中的残留浸出溶剂析出，经由冷凝器冷凝后回收于贮罐中。渗漉进行中也可视需要予以适度加热。

四、回流提取法

1. 知识准备

回流提取法可分为：（1）回流热浸法，在应用乙醇等易挥发的有机溶剂进行有效成分提取时，为了减少溶剂的消耗、提高浸出效率而采用回流热浸法；（2）循环回流法，采用少量溶剂，通过连续循环回流进行提取，使药物有效成分充分提出的浸出方法。

2. 操作过程

（1）回流热浸法　将药材饮片置于附带冷凝系统的浸取器内，加溶剂浸没药层表面，浸泡一定时间后加热浸提，蒸发的溶剂被冷凝后直接回流至浸取器内，到规定时间后将回流液滤出，再添加新溶剂继续回流过程数次，合并各次回流浸出液，再馏出溶剂，即得浸出浓缩液待用。

（2）循环回流法　大生产时采用循环回流装置，如图 11-8 所示为双罐式热回流提取装置。将药材饮片置于浸取器中，溶剂自贮罐加入浸取器内，至浸出液充满虹吸管时，则进入蒸发罐内被加热蒸发，产生的溶剂蒸汽进入冷凝器，经冷凝后又汇入贮液筒中，再次流入浸出器，这样反复循环，蒸发罐内即得到了浓浸出液。浸提完全时再适当加热浸取器，使药渣中的有机溶剂蒸发出来，并沿管路进入冷凝器的蛇形管而被冷凝送至贮罐。

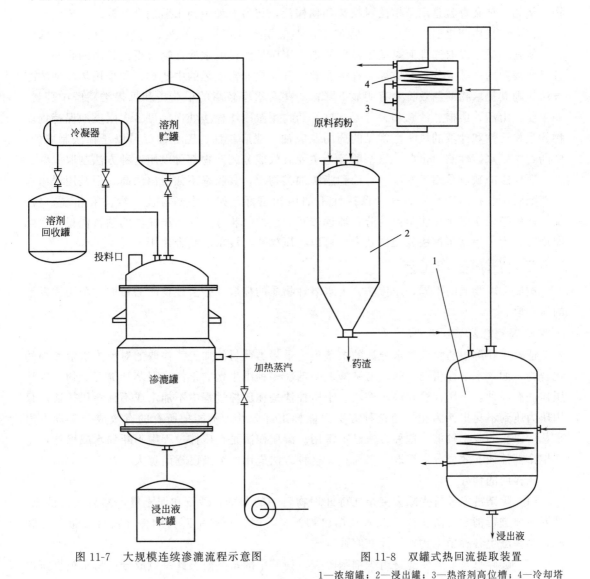

图 11-7 大规模连续渗漉流程示意图

图 11-8 双罐式热回流提取装置
1—浓缩罐；2—浸出罐；3—热溶剂高位槽；4—冷却塔

第三节 中药的压榨提取技术

一、知识准备

压榨提取是用机械加压方法使含液固体组织发生体积变化和组织碎裂，从而使所含液体和固体组织分离的方法，也称为榨取法。它是植物提取的古老方法，目前仍是中药生产的重要方法之一，在制糖、榨油、果汁、蔬菜汁和芳香油等行业广泛应用。

中药材麦芽、谷芽、神曲中所含主要有效成分为淀粉酶，这类化合物可以用湿压榨法制取。从中药栝楼鲜根所提取的引产药——天花粉蛋白也是用压榨法制得的。中药材中以水溶性酶、蛋白质、氨基酸等为主要有效成分的药物都可以用这种方法制取。含水分高的新鲜中药材，如秋梨、山药、生姜、山楂、沙棘和大蒜等，也用榨汁的方式制备其有效成分提取物。例如，秋梨青就是用压榨法对秋梨和藕榨汁，与另6种中药水煎剂合并浓缩制成的。

榨取法在中药提取生产中也经常使用，但应用不如浸取法普及。有些中药材的特殊性状，使其不适于浸取处理而更适于榨取处理。用压榨法提取水溶性物可得到较高的收率，而且可使得到的产品成分不受破坏。许多有效成分对热非常敏感的中药材，如果用热浸加浓缩方法，则其提取物的药效将会有明显下降；一些含水率较高的根茎类和瓜果类新鲜中药材，如生姜、山药、桑椹、沙棘和大蒜等，这类药物用湿冷压榨法处理，可最大限度地保持提取物的生物活性和汁液的风味。常见的药用蓖麻油、亚麻仁油、巴豆油等是以压榨法制取的，中药材中以水溶性酶、蛋白、氨基酸等为主要有效成分的药物都可以用这种方法制取。

压榨法的缺点是用于榨取芳香油和脂肪油类物质，其收率不如浸出法高，但是用浸出法或蒸馏法所制得的芳香油的气味保持性不如压榨法好，如由中药陈皮、青皮和柑橘、橙、柚、柠檬等果实以压榨法制得的芳香油远较蒸馏法的气味好，这是压榨法的独特优势。实际应用时，为了提高压榨法的操作效率，可以将压榨法与浸出法结合使用。

二、压榨操作工艺

按照榨取物质的不同，压榨法分为水溶性物质的榨取、脂溶性物质的榨取、药用挥发油的压榨取。

1. 水溶性物质的榨取

适合于新鲜中药材或含水分高的根茎类、瓜果类药材的加工。榨取的对象为水溶性强的化合物，如含水溶性蛋白、酶、氨基酸、多糖、多种维生素的果汁或根茎汁类混合物。这种压榨法有两种：干压榨法和湿压榨法。干压榨法是在压榨过程中不加水或不稀释压榨液，只用压力压到不再出汁为止，用这种方法只能榨出部分汁，不能把所有的有效成分都榨取出来，所以它的收率较低。这种方法已不常用。湿压榨法是在压榨过程中不断加水或稀汁，直到把全部汁或有效成分都榨取出来为止，这种方法应用的范围已逐渐扩大。

压榨前的预处理：

（1）除杂洗涤　首先除去夹杂在待处理物料中的杂草、砂石和泥土等，然后进行洗涤，必要时要进行消毒。防止杂质混入及榨出物污染，因为新鲜中药材的榨汁富含大量营养物质，容易滋生各种微生物，使汁液腐败变质。

（2）破碎打浆　要使药材组织细胞碎裂，使其中的水溶液及其有效成分更易于被排挤出来，一般用破碎机或切片机破碎切片，然后再用打浆机将组织细胞碎裂，对易榨的中药材可用打浆机或磨浆机，对难榨的中药材要用胶体磨，使物料受到很大剪切、摩擦和高频振动作用，使有效成分被充分地从细胞的各部分组织中扩散出来，获得高收率。但是使用胶体磨时要注意，不能将物料过度粉碎到均质化和乳化的程度，以打碎药材组织的细胞壁为度。

2. 脂溶性物质的榨取

（1）预处理　除杂，剥壳去皮，因为含脂溶性物质的中药材大多具有较硬的保护皮（壳）；蒸炒原料，在蒸炒前先润湿，蒸炒可以破坏细胞组织，提高压榨出油率。

（2）压榨　油脂存在于细胞原生质中，经过轧坯、蒸炒，油脂在油料中大都处于凝聚状态，压榨过程就是借助机械外力，使油脂从榨料中挤压出来。这一过程一般属于物理变化，如物料变形、油脂分离、摩擦发热和水分蒸发等。由于微生物的影响，同时也产生某些生化作用。压榨时受榨料坯在压力作用下，使其内外表面相互挤压，使液体部分和凝胶部分分别产生两个不同的过程，一是油脂不断地从料坯孔隙中被挤压出来；二是物料在高压下形成坚硬的油饼，直到内外表面连接密封了油路。在强力压榨下，榨料粒子表面渐趋挤紧，到最后阶段必定产生极限情况，即在挤压表面留下单分子油层，形成表面油膜，致使饼中残油无法挤压出来，这就是榨取时料坯残油高的原因。

3. 药用挥发油的压榨取

适用于果实类中药材中芳香性成分的榨取，榨取物质量远较用水蒸气蒸馏的提取液好。根据所用的工具，本法可分为以下两种。

（1）挫榨法　它是用机械的刮磨、撞击、研磨等方法，使果皮油渗出。最常见的有针刺法的磨橘机，它的操作过程是：选取大小相似的柑橘类果实，用清水洗去污泥等，然后逐个放进一具有尖锐针刺的磨盘中，经快速旋转滚动将果皮表面的油泡刺破；同时喷入清水把芳香油冲洗出来，再经过高速离心法油水分离，获得芳香油。此法操作简单、效率高，取出芳香油后的果实仍可食用。

（2）机械压榨法　把新鲜的果实或果皮置于压榨机中压榨。榨得的是芳香油和果汁的混合液，尚需用进一步处理把芳香油分离出来。

三、压榨设备

对水溶性成分的压榨，压榨生产的规模和品种差异很大，例如在制糖生产中用大型三辊压榨机，每小时可处理十多吨甘蔗，在果汁生产中多用水平式螺旋压榨机，每小时也可处理几吨浆果。而中药生产多是小批量，以小型设备为主。处理多汁的瓜果类药材可选用小型果汁压榨机，处理其他类型的中药材时可用差动式压榨机。对脂溶性物质的榨出，要求设备有足够的压力；进料均匀一致，压榨连续可靠，饼薄且油路通畅；排油阻力小，物料适应性好，能按出油规律变化调节压力和温度，设备运行可靠，节约能源。工业生产中用于压榨的设备主要有螺旋式连续压榨机、裹包式榨汁机、活塞式榨汁机、带式榨汁机、离心式压榨机等。

第四节　中药现代提取新技术

随着科学技术的发展，许多学科互相渗透，对提高和改善中药浸出效果的新方法、新技术的研究和应用发展较快，如超临界流体萃取、超声提取、微波提取、半仿生提取、酶法提取、加压逆流提取、流化床提取等，其中一些浸提新方法、新技术由于快速、高效等优点尤其受到重视，已逐步应用于工业化生产中，大大提高了中药浸出制剂的质量。本节将重点介绍超临界流体萃取、超声提取、微波提取、半仿生提取、生物酶解五种新技术。

一、超临界流体萃取

1. 超临界流体萃取（SFE）的原理

超临界流体萃取是 20 世纪 70 年代末发展起来的一种新型物质分离、精制技术。所谓超临界流体，是指物体处于其临界温度和临界压力以上时的状态。超临界流体的密度接近于液体。由于溶质在溶剂中溶解度一般与溶剂的密度成比例，因此，超临界流体具有与液体溶剂相当的萃取能力。

超临界流体扩散系数介于气态与液态之间，其黏度接近于气体，故总体上，超临界流体的传递性质更类似于气体，其在超临界萃取时的传质速率远大于其处于液态下的溶剂萃取速率。所以超临界流体兼有液体和气体的优点，密度大，黏稠度低，表面张力小，有极高的溶解能力，能深入到提取材料的基质中，发挥非常有效的萃取功能。而且这种溶解能力随着压力的升高而急剧增大。这些特性使得超临界流体成为一种好的萃取剂。而超临界流体萃取，就是利用超临界流体的这一强溶解能力特性，从动、植物中提取各种有效成分，再通过减压将其释放出来的过程。

2. 超临界流体萃取技术的特点及应用

超临界 CO_2 流体萃取（图 11-9）与常规的提取方法相比具有一定的优势，但也存在一定的局限性，其优势表现在：

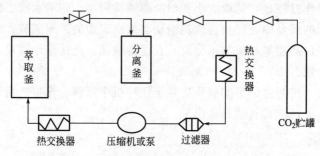

图 11-9 超临界 CO_2 流体萃取工艺过程

（1）溶剂可循环作用，且能实现无溶剂残留   超临界 CO_2 流体萃取中，CO_2 无色、无味、无毒，且通常条件下为气体，提取物无溶剂残留问题。

（2）特别适合于提取热敏性物质   超临界 CO_2 萃取温度接近室温或略高，可避免热敏性物质的分解，特别适合于对湿、热、光敏感的物质和芳香性物质的提取，能很大程度地保持各组分原有的特性。这一特点使超临界萃取技术成为用于提取天然产物的研究热点。

（3）选择性好   超临界 CO_2 萃取可以根据被提取有效成分的性质，通过改变温度和压力，可进行选择性提取，提高萃出物中有效成分含量。

（4）萃取效率高、速度快   由于超临界 CO_2 流体的溶解能力和渗透能力强，扩散速度快，且萃取是在连续动态条件下进行，萃出的产物不断地被带走，因而提取较完全，这一优势在挥发油提取中表现得非常明显。

超临界 CO_2 萃取的特点决定了其应用范围十分广阔。如在医药工业中，可用于中草药有效成分的提取（如银杏黄酮、紫杉醇、青蒿素、人参皂苷、马钱子碱、阿托品等），热敏性生物制品药物的精制，以及脂质类混合物的分离；在食品工业中，用于啤酒花的提取，色素的提取等；在香料工业中，用于天然及合成香料的精制；化学工业中用于混合物的分离等。

超临界 CO_2 在高压下进行，设备一次性投资较高，折旧大，对操作人员素质要求较高，因而产品成本较传统方法高，对附加值低及采用常规工艺能很好达到技术和质量要求的大宗产品，一般不考虑超临界流体萃取。只有在常规工艺达不到生产要求时才予以考虑。尽管目前实验室进行了大量的研究，积累了一定的经验和数据，但有关超临界流体的基础研究还比较薄弱，要想将实验室的初步成果放大到工业化大生产中，还有大量的基础研究和化学工程方面的工作需要解决。

二、超声提取技术

1. 超声提取的原理

13. 超声提取法
操作技术

超声提取法是一种利用超声波（频率范围在 $15\sim60$ kHz）增加物质分子运动频率和速度，增强溶剂穿透力，提高药物溶出率的浸提方法。由于大能量的超声波作用在液体里，液体被振裂成许多小空穴，待其在瞬间闭合时，产生瞬间压力，这一现象称作空化作用，空化作用能击破药材细胞。超声提取法的基本原理是利用超声波的空化作用，破坏药材细胞，使溶剂易于渗入细胞内，同时超声波的许多次级作用，如机械运动、乳化、扩散、热效应及化学效应等，也能加速细胞内有效成分的扩散、释放和溶解，促进提取的快速进行。

2. 超声提取的特点及应用

国内对超声提取报道的文献资料内容涉及生物碱类成分、黄酮类成分、蒽醌类成分、多糖类成分、皂苷类成分等的提取。大量的实验研究数据说明，超声提取与常规提取方法相比，具有以下几个特点。

（1）提取时间短，操作简单，药物有效成分的提取率高。

（2）超声提取不需加热，节省能源，也避免了中药常规煎煮法、回流法长时间加热对有效成分的不良影响，适用于对热不稳定物质的提取。

（3）超声提取溶剂用量少，提取物有效成分含量高，有利于进一步精制。

超声提取是一个物理过程，在整个浸提过程中无化学反应发生，从目前报道的研究结果看，超声提取不改变小檗碱、黄芩苷、芦丁等的结构，但对生物大分子如蛋白质、多肽或酶的提取中，超声则可能破坏其结构，进而影响药物有效成分的生理活性。目前，超声主要用在单味中药有效成分的提取上，复方中药的提取有待进一步研究和探索。

我国已具备生产实验室、中试及工业化生产用各种规格的提取装置的能力。工业生产提取设备有效容积 $500\sim5000$L。目前，超声提取技术虽然在工业化生产中应用较少，但随着对超声理论与实际应用的深入研究，超声技术在中药提取工艺中将会有广阔的应用前景。

三、微波提取技术

1. 微波提取的原理

微波中药辅助提取机理是微波辐射高频电磁波穿透萃取介质，到达物料的内部维管束和腺胞系统。由于吸收微波能，细胞内部温度迅速上升，使其细胞内部压力超过细胞壁膨胀承受能力，细胞破裂。细胞内有效成分自由流出，在较低的温度条件下提取介质捕获并溶解。通过进一步过滤和分离，便获得提取物料。

2. 微波提取的特点及技术应用

根据微波提取的研究结果看，微波提取与传统的萃取方法相比较有以下特点。

（1）操作简单，提取速度快，可以节约提取时间。

（2）溶剂消耗量少，有利于环境改善并减少投资。

（3）对萃取物具有较高的选择性，有利于改善产品的质量。

（4）可避免长时间高温引起热不稳定物质的降解。

目前微波萃取已经用于多项中草药的提取生产线之中，如葛根、茶叶、银杏、和甘草等。微波辅助提取已列为我国二十一世纪食品加工和中药制药现代化推广技术之一。研究机构用微波提取方法处理了上百种天然植物。无论是提取速度、提取效率还是提取品质均比常规工艺优秀得多。微波辐射提取对有效成分含量提高的报道较多，但对有效成分的药理作用和药物疗效有无影响，尚需作进一步研究。

四、生物酶解技术

1. 酶法提取的原理

中药酶法提取是在传统的溶剂提取方法的基础上，根据植物药材细胞壁的构成，利用酶反应所具有的高度专一性等特点，选择相应的酶，将细胞壁的组成成分水解或降解，破坏细胞壁结构，使有效成分充分暴露出来，溶解、混悬或胶溶于溶剂中，从而达到提取细胞内有效成分的目的的一种新型提取方法。由于植物提取过程中的屏障——细胞壁被破坏，因而酶法提取有利于提高有效成分的提取率。

常用的可用于植物细胞破壁的酶有纤维素酶、半纤维素酶、果胶酶、葡聚糖内切酶以及多酶复合体、果胶酶复合体等。

2. 酶解技术的特点及应用前景

酶可在较温和的条件下将植物组织及提取液中果胶、黏液质等大分子成分分解，较大幅度提高了药物有效成分的提取率。酶处理技术是在传统的中药提取基础上进行的，对设备无特殊要求，应用常规提取设备即可完成。另外，由于酶具有高效催化活性，少量的酶就可以极大地加速所催化的反应。因此，酶反应法用于中药的提取，操作简便，成本低廉，并具备大工业化生产的条件。

采用酶反应可较温和地将中药药渣组织分解，减少了化学品的使用，有利于资源利用、环境改善和人员劳动保护。因此，纤维素酶法水解中药药渣具有极大的优越性，并使中药药渣成为重要的造纸、饲料、肥料生产的可再生有机资源。此外，我国纤维素酶的研究已有多年，已筛选出一批纤维素酶菌种，还利用诱变方法获得了一些产酶能力较高的变异株，酶的来源有保证。

相信在不久的将来，生物酶解技术在中药制剂生产、药材综合利用及提高制剂质量等方面具有较好的应用前景。

五、半仿生提取法

半仿生提取法（简称 SBE）是指依据仿生学原理，从生物药剂学的角度，模仿口服药物在胃肠道的转运过程，采用一定 pH 值的酸碱水对天然药物进行生理模仿提取的一种新型方法。由于此种提取方法的工艺条件要适合工业化生产的实际，不可能完全与人体条件相同，仅"半仿生"而已，故称"半仿生提取法"。

半仿生提取方法的主要特点：一是符合中医药辨证施治的理论，符合口服药物在胃肠道转运吸收的原理；二是在具体提取工艺上既考虑活性混合体又考虑单体成分，体现了中医药的整体观；三是有效成分损失少，生产周期短。在对单味中药和复方制剂的研究中，半仿生提取法已经显示出较大的优势。

目标检测

一、单项选择题

1. 下列关于药材浸提溶剂的陈述，错误的是（　　）。

A. 浸提溶剂应最大限度地浸出有效成分

B. 用水煎煮药材，亦会煎出脂溶性成分

C. 高浓度乙醇能够浸出较多的强极性成分

D. 溶剂中加入表面活性剂能提高浸出效率。

2. 影响浸出效果的最关键因素是（　　）。

A. 药材粒度 　　　　　　　　　　　B. 浸提温度

C. 浸提时间 　　　　　　　　　　　D. 浓度梯度

3. 下列关于渗漉法的陈述，错误的是（　　）。

A. 适用于贵重药材的提取 　　　　　B. 适用于毒性药材的提取

C. 适用于树脂类药材的提取 　　　　D. 可直接制备高浓度的制剂

4. 下列哪一种方法不能增加浸提浓度梯度？（　　）

A. 不断搅拌 　　　　　　　　　　　B. 更换新鲜溶剂

C. 高压浸提 　　　　　　　　　　　D. 动态浸取

5. 乙醇作为浸提溶剂不具备的特点是（　　）。

A. 极性可调 　　　　　　　　　　　B. 溶解范围较广

C. 具有防腐作用 　　　　　　　　　D. 可用于药材脱脂

6. 浸提过程中加入酸、碱的作用是（　　）。

A. 增加浸润与渗透作用 　　　　　　B. 增加药用成分的溶解作用

C. 增大细胞间隙 　　　　　　　　　D. 防腐

7. 下列关于单渗漉技术的叙述，正确的是（　　）。

A. 药材先湿润后装筒 　　　　　　　B. 浸渍后排气

C. 慢渗漉流速为 $1 \sim 5 \mathrm{mL/min}$ 　　D. 快渗漉流速为 $5 \sim 8 \mathrm{mL/min}$

8. 下列不适于用作浸渍技术溶剂的是（　　）。

A. 乙醇 　　　　B. 白酒 　　　　C. 丙酮 　　　　D. 水

9. 回流浸提法适用于（　　）。

A. 全部药材 　　　　　　　　　　　B. 挥发性药材

C. 对热不敏感的药材 　　　　　　　D. 动物

10. 下列哪一种操作不属于水蒸气蒸馏浸提法？（　　）

A. 通水蒸气蒸馏 　　　　　　　　　B. 挥发油提取

C. 水上蒸馏 　　　　　　　　　　　D. 多效蒸发

二、多项选择题

1. 下列关于水提醇沉法操作的陈述，正确的是（　　）。

A. 水提液需浓缩后再加乙醇处理

B. 尽可能采用减压低温浓缩法

C. 浓缩前后可视情况调整 pH

D. 浓缩程度应根据成分性质决定

E. 应将浓缩液慢慢加到乙醇中

2. 下列浸提技术中，哪些技术适合以乙醇为溶剂进行浸提？（　　）

A. 冷浸渍技术 　　　　　　　　　　B. 热浸渍技术

C. 煎煮技术 　　　　　　　　　　　D. 渗漉技术

E. 回流技术

3. 下列关于影响浸提因素的叙述，正确的有（　　　）。

A. 药材粉碎得越细越好　　　　　　　B. 浸提的次数越多越好

C. 药材先润湿有利于溶剂的浸提　　　D. 浸提温度越高越好

E. 浓度梯度越大越好

4. 渗漉技术的优点为（　　　）。

A. 为动态浸提　　　　　　　　　　　B. 药材充填操作简单

C. 浸提液不必另行滤过　　　　　　　D. 节省溶剂

E. 适用于配制高浓度制剂

5. 下列有关渗漉技术叙述正确的是（　　　）。

A. 药粉越细，提取越完全

B. 装筒前药粉用溶剂湿润

C. 装筒时药粉应较松，使溶剂容易扩散

D. 控制适当的渗漉速度

E. 药粉装完后，添加溶剂，并排出空气

三、思考题

1. 浸提时药材不宜粉碎得过细，为什么？

2. 试述浸渍法与渗漉法的异同点。

3. 试述渗漉法的操作注意事项。

第十二章
工业分离纯化技术

① 掌握水提醇沉、醇提水沉、大孔吸附树脂、离心分离、过滤、膜分离工艺技术的基本原理、特点；

② 熟悉水提醇沉与醇提水沉、离心分离、过滤、膜分离等工艺技术的工艺流程及使用设备；

③ 了解大孔吸附树脂的种类及选择。

根据浸提液性质选用不同分离技术和设备进行固液分离操作。

中药提取液通常为混合物，含有的杂质成分较多，需要分离纯化除去杂质。这一过程对于注射剂、口服液剂的生产尤其重要，必不可少。工业生产常用的分离纯化技术：水提醇沉、醇提水沉、大孔吸附树脂、离心分离、膜分离等。

第一节　水提醇沉与醇提水沉技术

一、水提醇沉技术

本法是先以水为溶剂提取药材有效成分，再用不同浓度的乙醇沉淀去除提取液中杂质的方法。

1. 工艺设计依据

（1）根据药材中各种成分在水和乙醇中的溶解性。通过水和不同浓度的乙醇交替处理，可保留生物碱盐类、苷类、氨基酸、有机酸盐等有效成分；去除蛋白质、糊化淀粉、黏液质、油脂、脂溶性色素、树脂、树胶、部分糖类等杂质。通常认为，料液中含乙醇量达到 $50\%\sim60\%$ 时，可去除淀粉等杂质，当含醇量达 75% 以上时，除鞣质、水溶性色素等少数无效成分外，其余大部分杂质均可沉淀而去除。

（2）根据工业生产的实际情况。因为中药材体积大，若用乙醇以外的有机溶剂提取，用量多，损耗大，成本高，且有些有机溶剂不利于安全生产。

2.操作过程

该精制方法是将中药材饮片先用水提取，再将提取液浓缩至约 1mL 相当于原药材 1～2g，加入适量乙醇，静置冷藏适当时间，分离去除沉淀，最后制得澄清的液体。操作时应注意以下问题。

（1）药液的浓缩　水提取液应经浓缩后再加乙醇处理，这样可减少乙醇的用量，使沉淀完全。浓缩时最好采用减压低温，特别是经水醇反复数次沉淀处理后的药液不宜用直火加热浓缩。浓缩前后可视情况调节 pH，以保留更多的有效成分，尽可能除去无效物质。

（2）加醇方式　通常可分两种方式，一为分次醇沉，即每次回收乙醇后再加乙醇调至规定含醇量，使含醇量逐步提高，这样有利于除去杂质，减少杂质对有效成分的包裹一起沉出损失。二为梯度递增法醇沉，即逐步提高乙醇浓度，最后才回收乙醇，其操作方便，但乙醇用量大。不管用何种加醇方式，操作时皆应将乙醇慢慢地加入浓缩药液中，边加边搅拌，使含醇量逐步提高，杂质慢慢分级沉出。

（3）冷藏与处理　加乙醇时药液的温度不能太高，加至所需含醇量后，将容器口盖严，以防止乙醇挥发。该含醇药液慢慢降至室温后，再移置冷库中，于 5～10℃下静置 12～24h（加速胶体杂质凝聚），若含醇药液降温太快，微粒碰撞机会减少，沉淀颗粒较细，难于滤过。待充分静置冷藏后，先虹吸上清液，可顺利滤过，下层稠液再慢慢抽滤，并以同浓度乙醇适量洗涤沉淀，以减少药液成分的损失。

二、 醇提水沉技术

本法系指先以适宜浓度的乙醇提取药材成分，再用水除去提取液中杂质的方法。其原理与操作大致与水提醇沉法相同。适用于蛋白质、黏液质、多糖等杂质较多的药材的提取和精制。但由于先用乙醇提取，树脂、油脂、色素等杂质可溶于乙醇而被提出，故将醇提取液回收乙醇后，再加水搅拌，静置冷藏一定时间，待这些杂质完全沉淀后滤过去除。

第二节　非均相提取液分离工艺技术

中药的浸提液中常混有药渣、沉淀物、泥沙及其他固体杂质，需分离除去；中药浸提液的精制、药物重结晶等均要分离操作；注射剂的除菌也用到分离技术。分离方法一般有三类：沉降分离技术、离心分离技术和滤过分离法。

一、滤过分离法

滤过分离法系指将固液混悬液通过多孔的介质，使固体粒子被介质截留，液体经介质孔道流出，而达到固液分离的方法。

1.滤过机理

滤过机理有两种：（1）过筛作用，料液中大于滤器孔隙的微粒全部被截留在滤过介质的表面，如薄膜滤过。（2）深层滤过，微粒被截留在滤器的深层，其微粒往往小于滤过介质空隙的平均大小，如砂滤棒、垂熔玻璃漏斗等。另外，在滤过时产生的滤渣可在滤材表面形成"架桥现象"，可集成具有间隙的致密滤层，滤液可通过，而将大于间隙的微粒截留。实际操作中还常在料液中加助滤剂或凝聚剂等，以改善滤渣的性能，提高滤速。为保证滤液质量，初滤液常要倒回料液中再滤，这种操作叫"回滤"。随着滤过的进行，固体颗粒沉积在滤材表面，通过架桥现象形成滤层，利于料液滤至澄清。

2. 滤过介质的种类和特性

过滤介质是使流体通过而颗粒被截留的多孔介质，又称滤材。理想的滤材性质应稳定，能最大限度地通过滤液，阻挡固体颗粒，并耐受过滤时的压力及抗腐蚀，而对滤液中的药用成分不吸附或少吸附。生产中要根据实际生产需要选用适宜的滤材。常用的滤材有：

（1）织物类　滤布是工业上品种最多、应用最广的一种过滤介质，滤布的选用和使用，对过滤效果有决定性的作用，选用时要根据过滤物料的 pH、固体粒径等因素选用合适的滤布材质和孔径以保证低的过滤成本和高的过滤效率。使用时，要保证滤布平整不打折，孔径畅通。中药滤取药液初滤中常用的滤布材料有纱布、麻布、绸布、帆布、尼龙绸布等。而中药提取罐出渣门处多使用金属丝织成的筛网。

（2）多孔介质　主要是由素瓷、烧结金属、玻璃、多孔性塑料制成片、板或管的各种多孔性固体材料。包括滤纸、垂熔玻璃、微孔滤膜等。

① 滤纸　滤纸一般可分为定性及定量两种。定性滤纸经过过滤后有较多的棉质纤维生成，因此只适用于作定性分析；定量滤纸，特别是无灰级的滤纸经过特别的处理程序，能够较有效地抵抗化学反应，因此所生成的杂质较少，可用作定量分析。按孔径大小可分为粗号、中号、细号滤纸；按滤速可分为快速、中速、慢速滤纸。具体应根据实际需要进行选择。滤纸为一次性使用的滤材，不能反复使用。

② 垂熔玻璃　根据形状分为垂熔玻璃漏斗、滤球及滤棒三种，按孔径分为 1～6 号。生产厂家不同，代号也有差异。由于垂熔玻璃滤器的化学性质稳定，对药物溶液不吸附，也不影响药液的 pH，主要用于注射剂的精滤或膜滤前的预滤用。一般 3 号多用于常压过滤，4号用于加压或减压过滤，6 号作除菌过滤。

③ 微孔滤膜　微孔滤膜是由高分子材料制成的多孔性薄膜过滤介质，其孔径为 $0.025\sim14\mu m$，主要滤除 $\geqslant 50\mu m$ 的细菌和悬浮颗粒。微孔滤膜具有比较整齐、均匀的多孔结构，在静压差的作用下，小于膜孔的粒子通过滤膜，比膜孔大的粒子则被阻拦在滤膜面上，使大小不同的组分得以分离，其作用相当于"过滤"。

在中药制剂生产中可用于精滤，如注射液及大输液的过滤、热敏性药物的除菌净化、液体中微粒含量的分析和无菌空气的净化等。但易形成流道堵塞，故料液在用微孔滤膜过滤时，必须先经预滤处理。

3. 滤过方法与设备

（1）常压滤过　常用玻璃三角漏斗、搪瓷漏斗、金属夹层保温漏斗。此类滤器常用滤纸或脱脂棉作滤过介质。

（2）减压滤过　常用布氏漏斗、垂熔玻璃滤器。布氏漏斗多用于非黏稠性料液和含不可压缩性滤渣的滤浆的滤过。垂熔玻璃滤器（包括漏斗、滤球、滤棒）常用于精滤，作为注射剂、口服液剂、滴眼液的滤过。

（3）薄膜滤过　以薄膜为滤过介质，按所能截留的微粒最小粒径，其滤过操作可分为三类：①微孔滤过；②超滤；③反渗透。

（4）加压滤过　常用压滤器、板框式压滤机。压滤器及微孔滤膜滤过器见图 12-1 和图 12-2。压滤器可用多根钢柱并列组成，以提高滤过速度；亦可用陶瓷质的砂滤棒替代钢柱。板框式压滤机适用于黏度较低，含渣较少的液体作密闭滤过，以达到澄清等预滤或半精滤的要求。

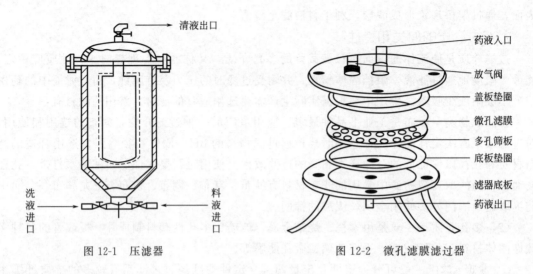

图 12-1　压滤器　　　　　　图 12-2　微孔滤膜滤过器

压滤机的操作压力一般为 0.3～0.8MPa，个别可达 3.5MPa，适用于固液密度差较小而难以沉降分离的悬浮液；或固体含量高和要求得到澄清滤液的分离过程；或要求固相回收率高、滤饼含湿量低的分离过程。压滤机具有过滤推动力大、过滤速率高、单位过滤面积占地少、对物料的适应性强、过滤面积的选择范围宽等特点。

板框式压滤机的结构如图 12-3、图 12-4 所示，由多个滤板及滤框组成。它是一种在加压条件下（10^6 Pa 以下）的间歇操作过滤设备。此设备适用于黏性大、颗粒较小以及滤饼可压缩的各种难过滤物料的过滤，特别适用于含少量固体的混悬液，也可用于温度较高（100℃或更高）混悬液的过滤。板框式压滤机具有过滤面积大、压力可调节、过滤速度快、操作易控制等优点，但它不能连续操作。该设备目前主要用于中药口服液、糖浆剂以及中药醇沉液的过滤。

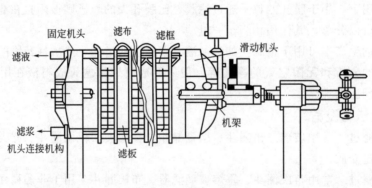

图 12-3　板框式压滤机

① 过滤时　悬浮液在指定的压力下经滤浆通道由滤框角端的暗孔进入框内，滤液分别穿过两侧滤布，再经邻板板面流到滤液出口排走，固体则被截留于框内，待滤饼充满滤框后，即停止过滤。

若滤饼需要洗涤，可将洗水压入洗水通道，经洗涤板角端的暗孔进入板面与滤布之间。此时，应关闭洗涤板下部的滤液出口，洗水便在压力差推动下穿过一层滤布及整个厚度的滤饼，然后再横穿另一层滤布，最后由过滤板下部的滤液出口排出，这种操作方式称为横穿洗

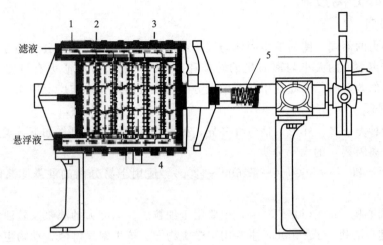

图 12-4　板框式压滤机的结构

1—固定头；2—滤板；3—滤框；4—滤布；5—压紧装置

涤法，其作用在于提高洗涤效果。洗涤结束后，旋开压紧装置并将板框拉开，卸出滤饼，清洗滤布，重新组合，进入下一个操作循环。

② 板框式压滤机优点　构造简单，制造方便，价格低，过滤面积大，并可根据需要增减滤板以调节过滤能力；其推动力大，对物料的适应能力强，对颗粒细小而液体量较大的滤浆也能适用。缺点：间歇操作，生产效率低，卸渣、清洗和组装需要时间、人力，劳动强度大，滤布损耗较快，滤框容积有限，不适合过滤固液体积比大的混悬液。

二、沉降分离技术

沉降分离法系指固体物与液体介质密度相差悬殊，固体物靠自身重量自然下沉，用虹吸法吸取上层澄清液，使固体与液体分离的一种方法。该方法对料液中固体物含量少、粒子细而轻者不宜使用。

沉降分离法的缺点：（1）时间长，一般为 2～10 天；（2）15％～20％以上的料液无法回收，损失大。

用于沉降分离的主要设备有贮液罐和醇沉罐。提取得到的液体经过过滤后常常在贮液罐中放置一定时间，使其中无法过滤的固体粒子或水溶性大分子物质集聚、沉降而与液体分开。

醇沉罐主要应用于水提醇沉法或醇提水沉法的分离精制操作。常用的是机械冷冻醇沉罐，见图 12-5，其由椭圆封头、锥形底的圆筒体、内装桨式搅拌器及特殊的微调旋出液管等组成；外夹层可通低温冷却水进行低温冷冻沉降，以提高提取液的纯度和澄清度。醇沉后的上清液从罐侧的微调旋出液管出料，出液管通过倾斜角度可使上清液出尽。根据沉淀物的形式不同，有两种不同形式的罐底排出方式：渣状沉淀物，采用气动快开底盖排出；浆状或絮状沉淀物，利用浮球使上清液出尽后再排渣。

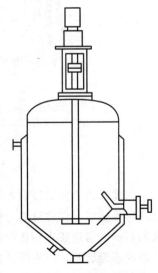

图 12-5　机械冷冻醇沉罐

三、离心分离技术

1. 分离原理

利用离心力的不同，使料液中固体与液体或两种不相混溶的液体分开的方法，称为离心分离法。由于离心力的大小与离心机的转速和离心时间有关，离心力有可能比重力大许多倍，离心分离的效率高，因此在中药有效成分的提取分离操作中被广泛应用。

2. 离心设备

离心机的种类很多，外形、适应性各异，根据其不同的特性可作如下分类。

（1）按分离因数 a 的大小分类

① 常速离心机　$a<3000$（一般 $600\sim1200$），适用于易分离的混悬滤浆的分离及物料的脱水。

② 高速离心机　$a=3000\sim5000$，主要用于细粒子，黏度大的滤浆及乳浊液的分离。

③ 超高速离心机　$a>5000$，主要用于微生物学、抗生素发酵液、动物生化制品等的固相与液相的分离。超高速离心机中常有冷冻装置，可使离心操作在低温下进行。

（2）按离心操作性质分类

① 滤过式离心机　如三足式离心机。适用于悬浮液中固体和液体的分离。见图 12-6。

② 沉降式离心机　如实验室用沉淀离心机。使用时应注意管内装料重量对称，偏重则损坏设备。

③ 分离式离心机　如管式高速离心机，能分离一般离心机难以分离的物料，特别适用于分离乳浊液、细粒子的悬浮液。

采用离心分离法进行分离的主要设备为离心机，常用的离心机为三足式离心机，这种设备分过滤式和沉降式二种。

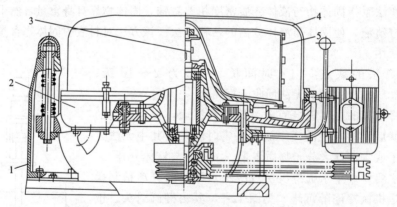

图 12-6　三足式离心机结构

1—柱脚；2—底盘；3—主轴；4—机壳；5—转筒

过滤式离心机的转鼓上开许多小孔，转鼓内壁覆以滤布（袋），料液进入滤袋内，当转鼓高速旋转时，惯性离心力使料液甩向鼓壁，滤液滤出，滤渣则截留在滤袋里，从而达到分离的目的。与过滤式相比，沉降式的区别在于其转鼓壁上不开孔，使用时无须过滤介质。当转鼓高速旋转时，产生的惯性离心力使固体颗粒沉降于转鼓内壁，澄清液体借助于惯性作用由吸料管吸出，实现两相分离。

3. 离心技术在中药研究中的应用

大多数中药口服液的生产是采用水煎醇沉法。离心分离法与醇沉法相比较具有较多的优点，如缩短了工艺流程，节约了大量乙醇，生产更趋安全，且可减少有效成分丢失。

中药制剂的质量在很大程度上依赖于中药提取分离的效果，采用先进的提取分离技术和设备对促进中药产品质量的提高将起到非常重要的作用。高速离心作为一种物理分离技术，在其分离过程中能有效地防止中药中有效成分的损失，最大限度地保存药物的活性成分，且还可缩短工艺流程，降低成本。

研究表明中药有效成分的分子量大多数不超过 1000，而无效成分如淀粉、蛋白质、树脂等属于分子量在 50000 以上的高分子物质。

第三节　膜分离工艺技术

一、膜分离的原理

在一种流体相内或两种流体相之间，有一薄层凝聚相物质把流体相分隔成两部分。这一薄层物质就是所谓的薄膜，或简称膜。这里作为凝聚相的膜可以是固态的或液态的，而被膜分隔开的流体物质可以是液态的或气态的。膜本身可以是均一的相，也可以是由两相以上的凝聚态物质所构成的复合体。

膜分离法是在 20 世纪初期出现，20 世纪 60 年代迅速崛起的一门分离新技术。顾名思义，膜分离是用一种特殊制造的、具有选择透过性能的膜，在外力推动下对混合物进行分离、提纯、浓缩的一种分离方法。这种膜必须是具有使有的物质可以通过，有的物质不能通过的特性。使用天然的或合成的高分子膜，以压力差、电位差、浓度差或温度差（以及它们之间的组合）为动力，对双组分或多组分流体的溶质（或分离相）和溶剂（或连续相）进行分离、分级、提纯、富集的方法，统称为膜分离法。

二、膜的分类

膜的孔径一般为微米级，依据其孔径的不同（或称为截留分子量），可将膜分为微滤膜、超滤膜、纳滤膜和反渗透膜，根据材料的不同，可分为无机膜和有机膜，无机膜主要是陶瓷膜和金属膜，其过滤精度较低，选择性较小。有机膜是由高分子材料做成的，如醋酸纤维素、芳香族聚酰胺、聚醚砜、聚氟聚合物等。按膜的结构可分为对称性膜、不对称性膜、复合膜。几种主要分离膜的分离类型、适用范围及技术特点见表 12-1。

表 12-1　几种主要分离膜的分离类型、适用范围及技术特点

项目	膜类型	操作压力	分离机理	适用范围	技术特点	不足处
微滤 （MF）	对称微孔膜 （$0.02 \sim 10 \mu m$）	$0.01 \sim 0.2 MPa$	颗粒大小、形状	含微粒或菌体溶液的分离	操作简便，通水量大，工作压力低，制水率高	有机污染物的分离效果较差
超滤 （UF）	不对称微孔膜 （$0.001 \sim 0.1 \mu m$）	$0.1 \sim 0.5 MPa$	颗粒大小、形状	有机物或微生物溶液的分离	与微滤技术相似	与微滤技术相似

项目	膜类型	操作压力	分离机理	适用范围	技术特点	不足之处
纳滤 （NF）	带皮层不对称复合膜（1～50nm）	0.5～2.5MPa	优先吸附、表面电位	硬水或有机物溶液的脱盐	可对原水进行部分脱盐和软化，生产优质饮用水	常需预处理，工作压力较高
反渗透 （RO）	带皮层不对称复合膜（<1nm）	1.0～10MPa	优先吸附、溶解扩散	海水或苦咸水的淡化	几乎可去除水中一切杂质，包括悬浮物、胶体、有机物、盐、微生物等	工作压力高；制水率低；能耗大

三、膜分离工艺技术的特点及应用

　　膜分离过程与其他传统分离方法相比具有分离效率高、能耗较低、膜组件结构紧凑、操作方便、分离范围广等优势，不仅适用于热敏性物质的分离、分级、浓缩与富集，而且适用于从病毒、细菌到微粒广泛范围的有机物和无机物的分离及许多理化性质相近的混合物（如共沸物或近沸物）的分离。

　　目前膜分离技术应用在制药领域主要用于纯水制备、物料的浓缩和分离等。中药煎煮液中存在大量的鞣质、蛋白质、淀粉、树脂等大分子物质及许多微粒及絮状物等，这些大分子一般没有药效作用且影响产品质量，用水提醇沉或醇提水沉工艺不仅难以将它们除尽，而且容易损耗有效成分并消耗大量的有机溶剂。用膜分离技术，选用不同种类和规格的分离膜可以得到单一成分产物，也可以是某一分子量区段的多种成分。

第四节　大孔吸附树脂分离纯化工艺技术

　　中药现代化的关键技术之一是有效成分或有效部位的提取分离与精制。在可以工业化应用的分离精制技术中，大孔树脂吸附法是20世纪60年代末离子交换技术领域新发展起来的一种非常有效的方法。它不仅在药学领域如天然药物的精制、中成药的制备和质量控制等方面广为应用，而且在废水处理、化学工业、临床检验、抗生素提取分离等领域也发挥了重要作用。

　　大孔树脂吸附技术的应用，为中药复方的开发研制提供了更广泛的途径，同时也为研究中药复方在提取后通过大孔吸附树脂精制纯化，克服"粗、大、黑"及服用剂量大等缺点，实现中药复方的产业化、现代化提供了新的思路和新的方法。

一、树脂的特性及分离原理

　　大孔吸附树脂是一类不含离子交换基团的有机交联聚合物吸附剂，具有大孔网状结构和较大的比表面积，是一种多孔道、大孔径的高分子吸附分离材料，也是一种亲脂性物质。多为白色球状颗粒，粒度为20～60目，化学性质稳定，不溶于酸、碱及有机溶剂中。对有机物有浓缩、分离作用且不受无机盐类及强离子、低分子化合物的干扰。树脂本身由于范德华力或氢键作用具有吸附性，又因具有网状结构和很高的比表面积，而有筛选性能。所以为一类不同于离子交换树脂的吸附和筛选性能相结合的分离材料。

　　根据树脂的表面性质，可分为非极性、中极性、极性三种类型。非极性吸附树脂适宜于从极性溶剂（如水）中吸附非极性物质，极性吸附树脂适宜于从非极性溶剂中吸附极性物质，而中极性吸附树脂则对上述两种情况都具吸附力。

大孔吸附树脂对水溶性化合物的分离有独特效果，具有选择性好、机械强度高、吸附容量大、再生处理方便、吸附迅速、解吸容易等优点，因此适用于从水溶液中分离低极性或非极性化合物，组分间极性差别越大，分离效果越好。

二、大孔树脂的应用特点

1. 应用范围比离子交换树脂广

主要表现在：（1）中药活性成分研究主要是植物体内的二次代谢产物，其极性相对较小，几乎大孔吸附树脂可用于所有类型二次代谢产物的分离和富集，如黄酮类、香豆素类、蒽醌类、皂苷类及生物碱类等。（2）许多生物活性物质对 pH 较为敏感，易受酸碱作用而失去活性，限制了离子交换树脂的应用，而采用大孔吸附树脂，既能选择性吸附，又便于溶剂洗脱，整个过程洗脱剂的 pH 可不变。（3）对于存在有大量无机盐的发酵液，离子交换树脂受严重阻碍无法使用，而大孔树脂能从中分离提取抗生素物质。

2. 理化性质稳定

大孔树脂稳定性高，机械强度好，经久耐用，且又避免了溶剂法对环境的污染和离子交换法对设备的腐蚀等不良影响。

3. 分离性能优良

大孔树脂对有机物的选择性良好，分离效能高，且脱色能力强，效果不亚于活性炭。

4. 使用方便

大孔树脂一般系小球状，直径在 0.2～0.8mm，因此流体阻力小于粉状活性炭，使用方便。

5. 溶剂用量少

有效部位的富集，过去多采用液液萃取，所用溶剂多是有机溶剂，对环境易造成污染，且溶剂消耗大，回收困难，成本高，而大孔吸附树脂法仅用少量溶剂洗脱即达到分离目的，不仅溶剂用量小，而且又避免了液液萃取严重的乳化现象，提高了时间效率。

6. 可重复使用，降低成本

大孔吸附树脂再生容易，一般用水、稀酸、稀碱或有机溶剂如低浓度乙醇、丙酮对树脂进行反复清洗，即可再生重复使用。

7. 其他方面

大孔吸附树脂价格较贵，吸附效果易受流速和溶质浓度的影响；品种有限，不能满足中药多成分、多结构的需求；操作较为复杂，对树脂的技术要求较高。

三、大孔吸附树脂吸附分离技术要求

在运用大孔吸附树脂进行分离精制工艺时，其大致操作步骤为：树脂预处理→树脂上柱→药液上柱吸附→树脂的解吸→树脂的清洗、再生。由于每一个操作单元都会影响到树脂的分离效果，因此对树脂的精制工艺和分离技术的要求就相对较高。

1. 树脂的预处理

为除去树脂中未聚合单体与致孔剂、分散剂、防腐剂等有机残留物，提高树脂洁净度，需对市售树脂进行预处理。

预处理方法：取市售大孔树脂，加丙酮或甲醇浸泡24h，加热回流洗脱（或用改良索氏提取器加热洗脱），视树脂中可溶性杂质的多寡，一般为3～4d，甚至长达7～8d，洗至洗脱液蒸干后无残留物，溶剂挥尽后保存备用。

检查：取干树脂0.5g，加70％乙醇5mL振摇，滤液蒸干不得有残留物。经预处理的树脂方可使用。

2. 装柱

以蒸馏水湿法装柱，并用乙醇在柱上流动清洗，检查流出的乙醇与水混合不呈白浊色为止（取1mL流出液加5mL水），然后以大量蒸馏水洗去乙醇，注意少量乙醇的存在会大大降低树脂的吸附力。

3. 药液的上柱吸附

（1）泄漏曲线与吸附容量的考察　大孔吸附树脂的吸附作用主要是通过表面吸附、表面电性或氢键等，有一定吸附容量。当吸附量达到饱和时，其对化学物质吸附减弱甚至消失，此时化学成分即泄漏流出，故需要考察树脂的泄漏曲线，为预算树脂用量与可上柱药液量提供依据。

（2）药液上柱前的预处理　为避免大孔吸附树脂被污染堵塞，药液上柱前一般需经过滤，除去较多的悬浮颗粒杂质，保证树脂的使用完全、顺利。

（3）上柱工艺条件的筛选

① 影响树脂吸附性能的因素有诸多方面，其中最基本的是树脂自身因素，包括树脂的骨架结构、功能基团性质及其极性等。此外，样品浓度、pH、吸附柱径高比及上样流速等条件，均不同程度地影响树脂的吸附性能。

② 上样溶液pH对吸附和分离效果至关重要，根据化合物结构特点，灵活改变溶液pH，可使提纯工作达到理想效果。一般情况下，酸性化合物在适当酸性溶液中充分被吸附，碱性化合物则在适当碱性条件下较好地被吸附，中性化合物可在大约中性的条件下被吸。

③ 药液浓度、流速及树脂柱径高比等因素也直接影响了大孔吸附树脂的吸附性能。

4. 树脂的解吸

解吸时，通常先用水，继而以醇-水洗脱，逐步加大醇的浓度，同时配合适当理化反应和薄层层析（如硅胶薄层色谱、纸色谱、聚酰胺薄层色谱及HLPC等）作指导，洗脱液的选择及其浓度、用量对解吸效果有着显著影响。如在赤芍总苷生产工艺条件研究时发现，在用大孔吸附树脂进行分离、解析时，先用水洗脱至还原糖反应显阴性（Molish反应检测），改用10％、20％、30％、50％、95％浓度的乙醇梯度洗脱，结合高效液相色谱法检测，发现10％、20％乙醇洗脱液中均含有芍药苷，而30％以上浓度的乙醇中未检出，故选用30％乙醇洗脱，即可将柱上的芍药苷全部解吸。

又如对银杏叶提取物的生产工艺条件进行研究，发现最开始用水，后来用醇洗脱时，洗脱液的用量、浓度均对产品中黄酮含量和收率有影响。

对于复方样品，为防止同类化合物不同结构物质的漏洗，应选择适当的洗脱液，并有相关的方法加以检测和证明，如50％乙醇对小檗碱洗脱率为96.86％，但不能将同时存在的延胡索乙素洗脱解吸，故复方中含同类成分不同结构的物质，宜用不同洗脱剂解吸。洗脱液可使用甲醇、乙醇、丙酮、乙酸乙酯。根据吸附力强弱选用不同的洗脱剂及浓度。

对非极性大孔吸附树脂，洗脱剂极性越小，洗脱能力越强；对于中性大孔树脂和极性较大的化合物来说，则用极性较大的溶剂洗脱较为合适。为达到满意的效果，可设几种不同浓度的洗脱剂，确定洗脱浓度。实际工作中，甲醇、乙醇、丙酮应用较多，流速一般控制在0.5～5mL/min 为好。

根据吸附力强弱选用不同的洗脱剂及浓度。对弱碱性化合物，如生物碱类，则用酸性洗脱剂，解吸效果较为理想。例如小檗碱的洗脱，分别以 50％、70％甲醇与含 0.5％硫酸的50％甲醇洗脱，用薄层色谱法检测，表明后者有较好的洗脱、解吸能力。

5. 树脂的再生

大孔吸附树脂的一大优点就是可再生供重复使用。由于树脂再生后的性能影响到下一轮的纯化分离，故需建立评价树脂再生是否合格的指标与方法，证明树脂经多次反复再生后其纯化效果保持一致。

树脂再生的方法：一般用无水乙醇或 95％乙醇洗脱至无色后，树脂柱即已再生。然后用大量水洗去醇。若树脂颜色变深，可试用稀碱或稀酸溶液洗脱，最后水洗至中性。如果柱上方沉积有悬浮物，影响流速，可用水或醇从柱下进行反洗，以便把悬浮物顶出。

树脂经多次使用，有时柱床挤压过紧或树脂颗粒部分破碎而影响流速，可自柱中取出树脂盛于烧杯中用水漂洗去太小的颗粒和悬浮的杂质，再重新装柱使用。大孔吸附树脂应湿态保存，若部分颗粒暴露在空气中，在进行水溶性杂质分离时，失水后被空气填充的颗粒会悬浮于水面，此时将上浮树脂用乙醇处理，将树脂内部的空气排出后再使用。

四、大孔吸附树脂吸附分离技术在中药生产中的应用

自问世以来，大孔吸附树脂已广泛应用于环保、食品、医药等领域。尤其在中药现代化进程中，更是呈现出良好的发展势头。大孔吸附树脂吸附分离技术的应用，为中药新制剂的研发提供了更为广泛的途径，为实现中药的产业化、现代化提供了新的思路和新的方法。经大孔吸附树脂分离工艺所得的提取物具有体积小，不吸潮的特点，所以容易制成外形美观的各种剂型，尤其适用于颗粒剂、胶囊剂、片剂等的生产，进一步还可制成软胶囊和滴丸等现代新剂型，使中药的"粗、大、黑"制剂升级换代为现代制剂，将是中药提取工艺影响最大、带动面最广的技术进步之一。另外，大孔吸附树脂吸附分离技术还可用于含量测定、鉴别的样品预处理。大孔吸附树脂分离技术在日本已被应用于其"汉方药"的生产中，且日本生产有"药用标准"的、性能良好的树脂产品。四川省中药研究所探索运用大孔吸附树脂吸附分离技术研究了"中药复方有效部位提取新工艺"，并进行试推广，但在制药业还没有药用标准，如前处理的方法、再生的条件、树脂吸附和解吸附性能判断、残留物的检查等，更缺乏其工艺条件研究的规范性方法和技术要求，目前，在中药新药开发申报中已广泛采用该技术，这也势必为该技术的规范化应用创造更有利的条件。

目标检测

一、单项选择题

1. 下列关于微孔滤膜的陈述，错误的是（　　　）。

A. 膜的孔隙率高，孔径均匀　　　　　B. 膜的质地薄，滤过时吸液少

C. 滤过速度快且不易堵塞　　　　　　D. 滤过时无介质脱落污染药液

2. 能用于分子分离的方法是（　　　）。

A. 垂熔漏斗滤过法　　　　　　　　　B. 离心分离法

C. 微孔滤膜滤过法   D. 超滤膜滤过法

3. 下列不能提高药液滤过效率的措施是（   ）。

A. 增大滤过面积   B. 降低料液温度

C. 加压或减压   D. 加助滤剂

二、多项选择题

1. 下列关于水提醇沉法操作的陈述，正确的是（   ）。

A. 水提液须浓缩后再加乙醇处理

B. 尽可能采用减压低温浓缩法

C. 浓缩前后可视情况调整 pH

D. 浓缩程度应根据成分性质决定

E. 应将浓缩液慢慢加到乙醇中

2. 下列关于分离技术的陈述，正确的是（   ）。

A. 固体与液体密度相差悬殊可用沉降分离法

B. 固体与液体密度相差不大应用离心分离法

C. 密度不同且不相溶的混合液用离心分离法

D. 不溶物粒径小，料液黏度大，用离心分离法

E. 滤过困难或发生乳化的料液用离心分离法

3. 下列关于微孔滤膜滤过特点的陈述，正确的是（   ）。

A. 微孔滤膜的孔径比较均匀

B. 孔隙率高，滤速快，不易堵塞

C. 其质地薄，滤过时吸附滤液少

D. 滤过时无介质脱落，不污染滤液

E. 料液必须先经预滤处理

4. 下列关于离心机的陈述，正确的是（   ）。

A. 分离因数 $\alpha < 3000$ 为常速离心机

B. 分离因数 $\alpha = 3000 \sim 5000$ 为高速离心机

C. 分离因数 $\alpha > 5000$ 为超高速离心机

D. 常速离心机用于混悬滤浆的分离

E. 高速离心机用于黏度大的滤浆的分离

5. 常用的分离技术有（   ）。

A. 沉降分离技术   B. 离心分离技术

C. 静置分离技术   D. 滤过分离技术

E. 冷冻分离技术

第十三章
中药浓缩干燥技术

知识目标

① 掌握浓缩和干燥的含义、特点及适用范围;
② 掌握薄膜浓缩、喷雾干燥、沸腾干燥、冷冻干燥等在中药制剂生产中的应用;
③ 熟悉影响浓缩和干燥的因素。

能力目标

① 学会典型中药提取液的浓缩和干燥技术;
② 能够操作使用常见的浓缩、干燥设备。

第一节　中药浓缩技术

浓缩是利用蒸发原理,通过加热使溶液中的部分溶剂汽化并除去,从而提高溶液的浓度。提取液的浓缩是现代制药的关键工艺和技术之一。浓缩工艺技术的先进与否,直接影响着药品的质量。

一、浓缩知识准备

1. 中药提取液的特点

中药的提取一般采用水和不同浓度的乙醇为溶剂,生产过程中通常加入 6～10 倍药材量的溶剂进行提取,所得的中药提取液体积大、浓度较低,必须浓缩除去大量的溶剂,变成一定相对密度的流浸膏和浸膏,以满足后续制剂工艺的要求。中药提取液多含有糖类、蛋白质、淀粉等物质,黏性较大;含皂苷类成分的提取液易起泡;对一些含有热敏性成分的提取液还要求低温、迅速浓缩。

2. 浓缩过程的原理

浓缩过程是利用加热的方法将溶液加热至沸腾状态,使其中的溶剂部分汽化并移出,以提高溶液中的溶质浓度并分离出溶剂的过程。

浓缩过程必须具备两个基本条件:一是浓缩过程中应不断地向溶液供给热能使溶液沸

腾；二是要不断地排除浓缩过程中所产生的溶剂蒸汽。

二、浓缩设备

1.浓缩设备的类型及特点

生产中进行蒸发浓缩操作的主要设备为蒸发器。在工业化大生产中，常常使用加热蒸汽作为加热源；来自锅炉房的蒸汽称为一次蒸汽，蒸发时产生的溶剂蒸汽称为二次蒸汽；如果利用二次蒸汽为热源继续进行蒸发称为多效蒸发。

中药蒸发浓缩设备的类型较多，按不同的分类方法亦有多种。

（1）根据蒸发器的操作压力分类

① 常压蒸发器　液料在常压下进行的蒸发浓缩。中药水提液用常压浓缩时，蒸发时间长，加热温度高，药物中有效成分及挥发性成分易被损失破坏，影响药品质量，且设备易结垢、难清洗、耗能大。

② 减压蒸发器　减压浓缩使蒸发器内形成一定的真空度，将溶液的沸点降低，进行沸腾蒸发操作。由于溶液沸点降低，能防止或减少热繁性物质的分解；增大传热温度差，强化蒸发操作；对加热热源的要求也可降低。

（2）根据蒸发器的效数分类

① 单效蒸发器　此类蒸发器产生的二次蒸汽不再利用，而是经冷凝后移除。

② 多效蒸发器　此类蒸发器将产生的二次蒸汽加到另一个蒸发器作为加热蒸汽，重复再利用，可降低能耗。

（3）根据操作时溶液在加热室内的流动状况分类　蒸发器可分为非膜式和膜式两大类型。

① 非膜式蒸发器　也称为循环蒸发器。在这类蒸发器中，溶液在蒸发器内做连续的循环运动，以提高传热效果，减少溶液结垢状况的产生。此类蒸发器料液被循环加热蒸发，器内滞留的液量大、时间长，不适用于处理热敏性的料液。

② 膜式蒸发器　也称为单程蒸发器。此类蒸发器利用液体沿着加热管壁呈液膜或泡沫状流动而进行传热和蒸发，由于液体形成薄膜，表面积大，传热快而均匀，没有静压影响，避免过热现象，特别适合以水或稀醇为溶剂的提取液以及含热敏性物质的提取液的浓缩。

2.浓缩设备

（1）减压浓缩设备　见图13-1，使用时先开启真空泵将内部部分空气抽出，然后将待浓缩液体自进料口吸入。打开蒸汽进口，以保持锅内液休适度沸腾。被蒸发液体产生的蒸汽经气液分离器后，进入冷凝器中冷凝并流入接收器中。蒸馏完毕后先关闭真空泵，打开放气阀恢复常压后，浓缩液即可放出。

（2）非膜式蒸发器（循环蒸发器）

① 外加热式蒸发器　外加热式蒸发器结构见图13-2所示，此类蒸发器加热室与蒸发室由上下循环管相连，使加热室与蒸发室分开，具有便于清洗、容易更换加热管及蒸发器总高度较低的结构特点。其原理为：当料液在加热室被加热至沸腾后，部分溶液被气化，沸腾的液体连同气化的蒸汽快速沿壁进入蒸发室，溶液受离心力作用而旋转降至分离室下部，经下循环管返回加热室，二次蒸汽从上部排出。

② 强制循环蒸发器　自然循环蒸发器的料液在蒸发器内的循环速度均较低，尤其料液黏稠度较大时，流动更慢。强制循环蒸发器结构见图13-3所示，其主要结构为加热室、蒸

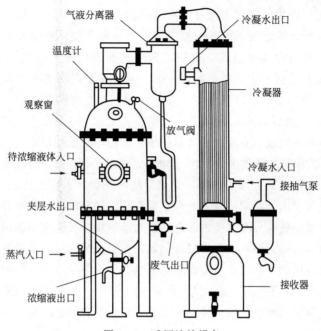

图 13-1 减压浓缩设备

发室、除沫器、循环管、循环泵等。其原理是原料液由循环泵自下而上打入，沿加热室的管内向上流动。蒸汽和液沫混合物进入蒸发室后分开，蒸汽由上部排出，流体受阻落下，经圆锥形底部被循环泵吸入，再进入强制循环蒸发器加热管，继续循环。此类蒸发器借助泵的外力作用进行强制循环蒸发，生产强度提高。但其动能消耗增大，操作费用增加，适用于高黏度和易结垢、易析出结晶或易产生泡沫的料液的蒸发浓缩。

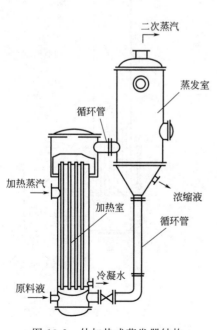

图 13-2 外加热式蒸发器结构

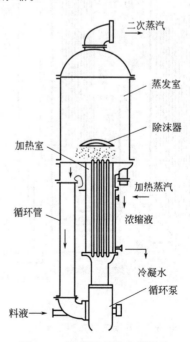

图 13-3 强制循环蒸发器结构

（3）膜式蒸发器　常用的膜式蒸发器形成薄膜的方式有两种：一是被浓缩液快速流过加热面并迅速蒸发，在加热面上受热的是一层液膜；另一种是使被浓缩液剧烈沸腾并产生大量泡沫，而泡沫的内、外表面即是液膜。常用的薄膜蒸发设备有升膜式蒸发器、降膜式蒸发器、刮板式薄膜蒸发器及离心式薄膜蒸发器。前一种主要是以加热产生大量泡沫的方式形成薄膜进行蒸发；后三种则主要是以各种方式在加热面上产生液膜进行加热蒸发。

① 升膜式蒸发器　升膜式蒸发器的结构见图 13-4 所示，主要由蒸发室、气液分离器及附属的高位液槽、预热器等构成。升膜式蒸发器的加热室由一根或数根垂直长管组成，通常加热管径为 25～50mm，管长与管径之比为 100～150。加热蒸汽走管间，料液走管内。此类蒸发器的原理为：料液经预热器底部进入加热管，受热后沸腾汽化，生成二次蒸汽在管内高速上升，带动料液沿管内壁成膜状向上流动，并不断地蒸发汽化，加速流动，气液混合物进入分离器后分离，浓缩后的完成液由气液分离器底部放出，二次蒸汽则由气液分离器顶部排出可由管道引至预热器作为热源对料液进行预热。由于料液粘贴内壁拉拽成薄膜，上升过程中要克服自身质量及液膜运动的阻力，因此，升膜式蒸发器不适合高黏度、易结晶和易结垢料液的浓缩。

② 降膜式蒸发器　降膜式蒸发器的结构如图 13-5 所示。其原理为料液由降膜式蒸发器顶端进入，在重力作用下沿管壁成膜状下降，并在此过程中蒸发增浓，在其底部得到浓缩液。

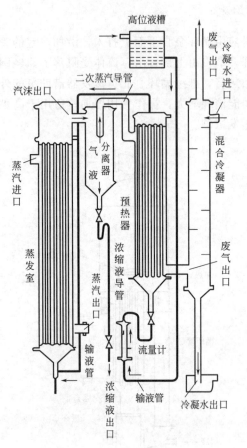

图 13-4　升膜式蒸发器示意图

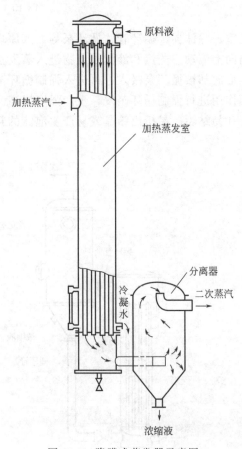

图 13-5　降膜式蒸发器示意图

降膜式蒸发器与升膜式蒸发器相比较，蒸汽、冷凝水的耗量小，处理量大，溶液在蒸发器中的停留时间很短，受热影响更小，故特别适用于处理热敏性及黏度较大的料液。但因液膜在管内分布不易均匀，传热系数比升膜式蒸发器的较小，仍不适用易结晶或易结垢的物料。

③ 刮板式薄膜蒸发器　刮板式薄膜蒸发器是通过旋转的刮板使液料形成液膜的蒸发设备，刮板式薄膜蒸发器的结构如图 13-6 所示。它主要由加热夹套和刮板组成，夹套内通加热蒸汽，刮板装在可旋转的轴上，刮板和加热夹套内壁保持很小间隙，通常为 0.5～1.5mm。料液经预热后由蒸发器上部沿切线方向加入，在重力和旋转刮板的作用下，分布在内壁形成下旋薄膜，并在下降过程中不断被蒸发浓缩，完成液由底部排出，二次蒸汽由顶部逸出。

刮板式薄膜蒸发器依靠刮板强制将料液刮拉成膜状流动，具有传热系数高、物料加热时间短的优点，适用于处理易结晶、高黏度或热敏性的料液。

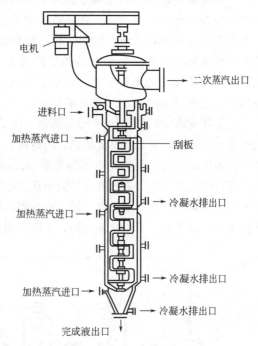

图 13-6　刮板式薄膜蒸发器示意图

④ 离心式薄膜蒸发器　离心式薄膜蒸发器是借助旋转离心力将料液分布成均匀薄膜而进行蒸发的一种高效蒸发器。料液经过滤后，用泵由蒸发器顶部输入，经分配管均匀送至锥形盘的内侧面，被高速旋转的锥形盘甩开，迅速铺撒在锥形盘加热面上，形成厚度小于 0.1mm 的薄膜进行蒸发，在极短的时间内完成蒸发浓缩。

离心式薄膜蒸发装置结构如图 13-7 所示。由稀药槽、管道过滤器、平衡槽、离心薄膜蒸发器、浓缩液贮罐、水力喷射泵等部件组成。

离心式薄膜蒸发器具有传热系数高、蒸发强度大、料液受热时间极短、设备体积小的优点，特别适用于热敏性料液的处理，但黏度大、有结晶、易结垢的料液不宜采用该设备。

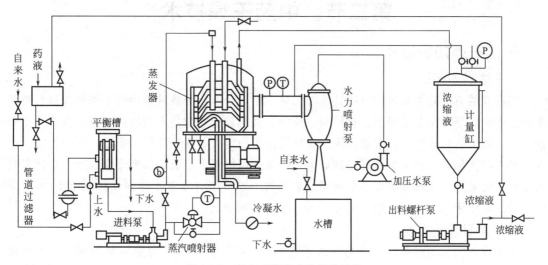

图 13-7　离心式薄膜蒸发装置结构

三、中药浓缩工艺流程

中药浓缩工艺流程类型很多，为了节约能源，很多厂家采用多效浓缩工艺，多效浓缩是由多个单效浓缩器串联而成。在多效浓缩工艺流程中，第一效通入加热蒸汽所产生的二次蒸汽作为第二效的加热蒸汽，则第二效的加热室相当于第一效的冷凝器，从第二效产生的二次蒸汽又作为第三效的加热蒸汽，如此构成了多效浓缩。由于多效浓缩的操作压力是逐效降低，故多效浓缩器的末效必须与真空系统相连。末效产生的二次蒸汽进入冷凝器被冷凝成水而移除，达到浓缩的目的。多效浓缩器多次利用二次蒸汽，因此节约蒸汽并降低操作费用。

三效蒸发浓缩器结构如图 13-8 所示，由三个外循环蒸发器相连而成。一次蒸汽（锅炉蒸汽）进入一效加热室，将料液加热，同时在真空的作用下，从喷管喷入一效蒸发室，料液从弯道回到加热室，再次受热又喷入蒸发室形成循环；料液喷入蒸发室时成雾状，水分迅速被蒸发。蒸发出来的第二次蒸汽进入二效加热室给二效料液加热。同时，形成第三个循环。三效蒸发室蒸发出来的蒸汽（第三次）进入冷却器，用自来水冷却成冷凝水，流入收水器到视镜 1/2 处排掉。料液里的水不断被蒸发掉，浓度得到提高，直到所需的比重，由出膏口出膏。

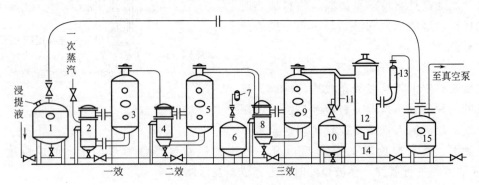

图 13-8　三效蒸发浓缩器

1—浓缩液贮罐；2，4，8—加热器；3，5，9—蒸发器；6，10—收水器；

12—冷凝器；7、11、13—分离器；14—回收溶剂贮罐；15—真空缓冲罐

第二节　中药干燥技术

一、干燥知识准备

1. 干燥基本知识

用适宜的方法除去提取物（或其他湿物料）中湿分（水分或其他溶剂）的操作过程称为干燥。干燥广泛应用于浸膏剂、颗粒剂、片剂、丸剂及生物制品等的生产制备过程中。干燥的目的是减少物料的体积和重量，提高物料的化学稳定性，保证药物的质量，便于运输、贮存、加工和使用等。由于中药材及制剂生产中被干燥物料的性质、预期干燥程度、生产条件等不同，所采用的干燥方法也不尽相同。常见的干燥方法有真空干燥（或称减压干燥）、气流干燥、流化床（沸腾）干燥、喷雾干燥、冷冻干燥等。

2. 干燥设备的类型

干燥设备的类型很多，其分类方法亦有多种。按操作压力分为常压型和真空型干燥设备；按操作方式分为连续式和间歇式干燥设备；按被干燥物料的形态分为块状物料、粒状物

料、液体或浆状物料干燥设备；按热量传递的方式可分为对流加热型干燥设备、传导加热型干燥设备、辐射加热型干燥设备、介电加热型干燥设备。

二、干燥技术与设备

1. 常压干燥

系指在常压下进行干燥的方法。此法简单易行，适用于对热稳定的药物。稠浸膏、药材、散剂、胶囊剂、糖粉、茸料等固体粉末、丸剂、颗粒剂成品等多用此法干燥。但干燥时间长，易引起成分的破坏，干燥品较难粉碎。为加快干燥，必要时可加强翻动并及时排出湿空气。厢式干燥器是常用的常压干燥器，小型的称烘箱（实验室常用），大型的称烘房，一般为间歇操作。如图 13-9 所示为单级厢式干燥器的结构简图。

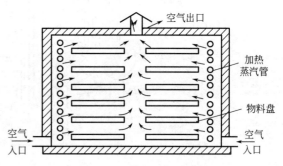

图 13-9 单级厢式干燥器

其外壁为绝热材料，以减少热的损失，箱内有多层支架，可放多层物料盘。工作时一般以蒸汽或电能为热源，产生的热风通过物料带走湿分而达到干燥的目的。热风可沿物料表面通过，如物料盘为金属筛网或多孔板，则热风可均匀地穿过物料层，前者称平行流式干燥器，后者称穿流式干燥器。穿流式干燥器的干燥效率高，但耗能亦大。

厢式干燥器的特点是结构简单，设备投资少，操作方便，适应性强，同一设备可适用于干燥多种物料，每一批物料的干燥温度可根据需要适当改变，且干燥后物料破损少、粉尘少，适合批量少、品种多的企业生产。但干燥时间长、物料干燥不够均匀、热利用率低、劳动强度大。

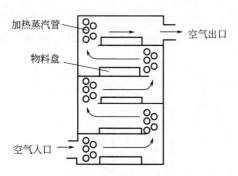

图 13-10 多级加热厢式干燥器

多级加热厢式干燥器（图 13-10）克服了单级厢式干燥器缺点，热空气每流经一层物料后，中间再加热一次，如此流经每层的热风温度可趋于相同，各层物料的干燥也趋于均匀。新型厢式干燥器中，在设计上关键部位装上风扇、加热管等，有利于气流的运动和温度的均匀，从而克服了单级厢式干燥器物料干燥不均匀、热利用率低的缺点。

2. 减压干燥

系指在密闭的容器中抽真空并进行加热干燥的一种方法，又称真空干燥。设备有真空干燥箱，由金属干燥箱体（内有加热蒸汽列管）、冷凝器及真空泵组成，其特点是：干燥的温度低，速度快；减少了物料与空气的接触机会，避免污染或氧化变质；产品呈松脆海绵状，易于粉碎。适于稠膏（相对密度应达 1.35 以上，摊于不锈钢盘中）及热敏性或高温下易氧化物料的干燥，但应控制好真空度与加热蒸汽压力，以免物料起泡溢盘，造成浪费与污染。减压干燥器见图 13-11。

3. 流化干燥

（1）沸腾干燥 又称流化床干燥。它是利用热空气流"吹起"湿颗粒似"沸腾状"，热

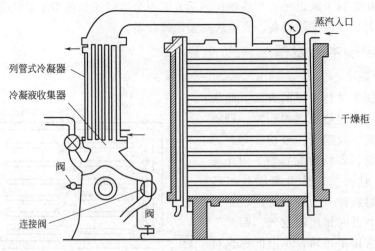

图 13-11　减压干燥器图示意

空气在湿颗粒间通过，在动态下进行热交换，湿气被抽走而达到干燥的目的。目前使用较多的是负压卧式沸腾干燥床。其主要结构由空气预热器、沸腾干燥室、旋风分离器、颗粒捕集室和排风机等组成。其特点是适于湿颗粒性物料的干燥，如片剂、颗粒剂制备过程中湿颗粒的干燥和水丸的干燥；气流阻力较小，物料磨损较轻，热利用率较高；干燥速度快，产品质量好。一般湿颗粒流化干燥时间为 20min 左右；干燥时不需翻料，且能自动出料，节省劳力；适于大规模生产，但热能消耗大，设备清扫较麻烦。

　　（2）喷雾干燥　此法是流化技术用于液态物料干燥的一种较好方法。喷雾干燥是利用高速离心喷盘将一定浓度的液态物料喷射成雾状，在一定流速的热气流中进行热交换，物料被迅速干燥。它由空气加热器、料液高速离心式喷盘、旋风分离器、干粉收集器、鼓风机等组成。离心式喷盘比压力式和气流式喷嘴更适于中药料液（黏度较大）的物料喷雾。相对密度为 1.10～1.20 的料液均可通过控制进料量、进口风温和出口风温进行喷雾干燥。喷雾干燥器结构见图 13-12。

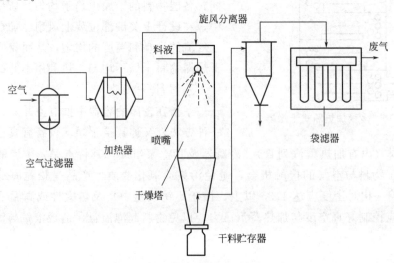

图 13-12　喷雾干燥器结构示意

喷雾干燥的特点是：在数秒内完成水分的蒸发，获得粉状或颗粒状干燥制品；药液未经长时间浓缩又是瞬间干燥，特别适用于热敏性物料；产品质量好，为疏松的细颗粒或细粉，溶解性能好，且保持原来的色香味；操作流程管道化，符合现代制药要求，是目前中药制药中最好的干燥技术之一。干粉可制胶囊剂、片剂及颗粒剂（喷雾干粉不加或加少量辅料，干式制颗粒制成无糖颗粒，是目前颗粒剂较好的成型工艺）等。

4.冷冻干燥

是在低温减压条件下利用水的升华性，使含大量水分的物料低温脱水而达到干燥目的的一种干燥方法。先将湿物料冷冻至冰点以下（−40℃以下），使水分冻结成固态的冰，再在高真空条件下，适当加热升温，使固态的冰不经液态的水，直接升华为水蒸气排出，去除物料水分，故又称升华干燥。其特点是：物料在高真空和低温条件下干燥，尤适用于热敏性物料的干燥；成品多孔疏松，易于溶解；含水量低，有利于药品长期贮存；但设备投资大，产品成本高。真空冷冻干燥器主要用于酶、抗生素、维生素等制剂的干燥，也用于名贵、滋补类中药材及中药粉针剂的干燥。冷冻干燥机组结构示意见图13-13。

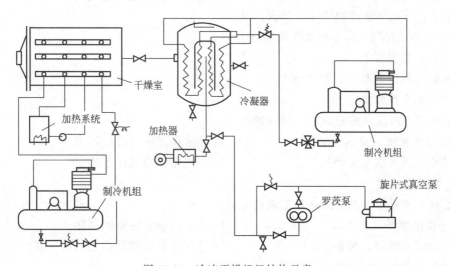

图 13-13　冷冻干燥机组结构示意

5.远红外线干燥

波长在 $5.6\sim1000\mu m$ 的电磁波在工业上叫做远红外线。以远红外为能量的干燥方法称为远红外干燥。该法是由远红外辐射元件发出的远红外射线照射至湿物料表面，远红外线的能量被物料吸收，水分子和物料分子运动加剧，彼此碰撞摩擦，产生热量，使湿物料中水分汽化而干燥。如振动式远红外干燥机，设备操作简单，适于热敏性物料干燥，尤适用于中药固体粉末、湿颗粒、水丸等物料的干燥。其特点是：干燥速率快，热效率较高，成品质量好。隧道式红外干燥机，主要用于口服液指管瓶及注射剂安瓿的干燥。

6.微波干燥

使用频率在 $300\sim300000MHz$ 的高频电磁波进行干燥的方法称为微波干燥。微波是一种高频交变电场，水分子随着电场方向的交互变化而不断地迅速运动并产生剧烈的碰撞和摩擦，电磁波能转化为热能，水分子蒸发汽化，从而达到干燥的目的。具有干燥时间短，对药物成分破坏少且兼有杀虫及灭菌作用。适于饮片、散剂、水丸、蜜丸等干燥，但设备及生产成本均较高。

目标检测

一、单项选择题

1. 下列干燥设备中利用热气流达到干燥目的是（   ）。

A. 冷冻干燥　　　　　　　　　　　B. 微波干燥

C. 远红外干燥　　　　　　　　　　D. 喷雾干燥

2. 下列属于用升华原理干燥的有（   ）。

A. 冷冻干燥　　　　　　　　　　　B. 微波干燥

C. 远红外干燥　　　　　　　　　　D. 喷雾干燥

3. 喷雾干燥与沸腾干燥的最大区别是（   ）。

A. 喷雾干燥是流化技术　　　　　　B. 适用于液态物料的干燥

C. 干燥产物可为颗粒状　　　　　　D. 适用于连续化批量生产

4. 下列关于减压浓缩的陈述，错误的是（   ）。

A. 溶液沸点升高，减少热敏性物质分解

B. 增大传热温度差

C. 不断排除溶剂蒸气，利于蒸发

D. 浓缩液黏度增大

5. 下列关于薄膜浓缩的陈述，错误的是（   ）。

A. 浓缩速度快，受热时间短　　　　B. 受液体静压和过热影响

C. 能将溶剂回收重复使用　　　　　D. 可在常压或减压下进行

二、多项选择题

1. 下列关于减压干燥的陈述，正确的是（   ）。

A. 干燥温度低，速度快　　　　　　B. 减少药物的污染和氧化

C. 产品呈海绵状，易粉碎　　　　　D. 适用于热敏性液态物料的干燥

E. 适用于热敏性固体物料的干燥

2. 下列关于喷雾干燥的陈述，正确的是（   ）。

A. 适于耐热性液态物料的干燥　　　B. 瞬间干燥，制品是松脆颗粒或粉末

C. 制品溶解性好，保持色香味　　　D. 热能消耗少，设备易清洗

E. 设备清洗难度大

3. 下列关于冷冻干燥的陈述，正确的是（   ）。

A. 冷冻干燥是利用冰的升华性能

B. 物料是在高度真空和低温下干燥

C. 特别适用于极不耐热物料的干燥

D. 干燥制品多孔疏松，易于溶解

E. 冷冻干燥时制品厚度没有限制

4. 下列关于沸腾干燥的陈述，正确的是（   ）。

A. 适于湿颗粒性物料的干燥　　　　B. 气流阻力小，热利用率较高

C. 干燥速度快　　　　　　　　　　D. 不需要人工翻料和出料

E. 也适用于药材和药液的干燥

三、思考题

1. 薄膜浓缩有何特点？

2. 浓缩与蒸馏有什么不同？

3. 什么是减压蒸发？其有何特点？

实训一
中药提取分离技术实验基本技能训练

【实训目的】

1.熟悉实验室常用仪器设备名称、规格,明确主要用途。

2.学会制备硅胶 G 薄层色谱板——硬板。

3.熟悉简单回流加热装置、减压过滤装置、旋转蒸发仪等仪器的各部位的名称和作用。

4.学会搭建简单回流加热装置、减压过滤装置,学会操作使用旋转蒸发仪。

【实训内容】

一、中药提取分离实验仪器介绍

① 列出实验室常用仪器名称、规格、数量、主要用途。

② 清点所在小组的常用仪器设备种类、数量。

二、硅胶 G 薄层色谱板的制备

【实训操作】

① 称取硅胶 G 粉 3g 放研钵中,伴入 0.5%CMC-Na 溶液约 9mL 中,研磨数分钟至均匀糊状即可待用。

14.中药提取常用
实验仪器介绍

② 取洁净干燥玻璃板放平,用牛角匙取一定量的硅胶 G 糊,从玻璃片的正前方(胸前)下滴,并逐渐向另一方(外延伸)到末端。

③ 将未有硅胶 G 糊的空隙边缘,可用玻璃棒或牛角匙点一下,即可延伸过来,使硅胶 G 糊达到整个平面。

④ 用手指在边上进行颠簸玻璃片的一端,然后再旋转 180°,再进行同样方法颠簸致使硅胶 G 糊表面平、光滑为止。

⑤ 平放阴干后,放入干燥箱中以 105℃进行活化半小时处理,冷却后贮于干燥器中备用。

【实训说明】

① 铺板前应先将玻璃板用洗液或肥皂粉洗刷洗净再用蒸馏水冲洗一下,干燥后备用,板上不能沾有油渍等,否则吸附剂不能很好地分布 15.薄层色谱制备技术
在玻璃板上。

② 铺板时,硅胶糊液要搅拌均匀,在一块板上操作时,尽快一次铺完,否则会出现"山水沟"等不平之处。

③ 铺板时禁止口直对薄层板讲话，避免薄层板的污染。

④ 铺板的硅胶糊液的厚度，控制在干燥后 0.25～0.5mm 处，太薄太厚都能影响色谱层析效果。

三、简单回流装置的搭建

【实训操作】

① 将电热套放在实验台上中间正前方位置。

② 用左手食指及拇指夹住球形烧瓶夹及烧瓶颈部，右手用食指及拇指顺时针方向蝶形螺丝旋紧，用右手食指和中指抓住夹有烧瓶夹的球形烧瓶颈部，左手将烧瓶夹尾部用十字夹（向左、开口处向上），固定在电热套支架上。

③ 左手将万能夹垂直夹住冷凝管中端偏上约 1cm 处，右手用食指及拇指顺时针方向将蝶形螺丝旋紧，连接冷凝管与圆底烧瓶，并将冷凝管上的铁夹用对顶丝（开口向上）固定在铁架上。

④ 回流装置安装完毕后，从正面看球形烧瓶与电热套支架呈一条重叠线，球形烧瓶中液面与电热套相平齐或略高一点；从正面看回流提取装置与电热套支架成一条重叠线，侧面看水浴回流提取装置与水浴锅支架成两条平行线。

【实训说明】

① 对实验仪器要小心轻放，用烧瓶夹夹住烧瓶颈部，烧瓶夹的蝶形螺丝向右，十字夹向左、开口处向上；万能夹的蝶形螺丝向右，十字夹向左、开口处向上。

② 回流装置安装完毕后，从正面看主线是一条重叠线，从侧面看回流装置与电热套支架呈两条平行线。

③ 冷凝管冷却水是下口接水龙头进水，上口接水槽出水，否则冷凝管中水是永远灌不满的。

④ 一切安装完后，插上电源，打开开关开始工作。

⑤ 回流提取完毕后，先关闭加热开关，拔下电源，再按顺序后装先拆下的原则拆卸装置。

四、减压过滤操作

【实训操作】

① 根据布氏漏斗内径大小，裁剪滤纸。

② 将滤纸放入布氏漏斗中，抽滤瓶的侧管用较耐压的厚橡皮管与安全瓶相连，再和水泵相连。

③ 用少量溶剂将滤纸润湿，然后打开水泵将滤纸吸紧，将容器中待滤液倒入布氏漏斗中，进行抽滤。

16.过滤操作

④ 抽滤完毕后先将真空泵与抽滤瓶分离再关闭真空泵。

⑤ 取下布氏漏斗将滤液倒入烧杯中。

【实训说明】

① 布氏漏斗配一橡皮塞，塞在抽滤瓶上保证紧密不漏气。

② 布氏漏斗管下端的斜口要正对抽滤瓶的侧管。

③ 布氏漏斗中铺的圆形滤纸要比漏斗内径略小，使能紧贴于漏斗底壁，但应能盖住所有小孔。

五、旋转蒸发仪操作

【实训操作】

① 用胶管与冷凝水龙头连接，用真空胶管与真空泵相连。

② 先将水注入加热槽。最好用纯水，自来水要放置1～2天再用。

③ 连接主机与回收瓶，关闭放空阀，将待浓缩液倒入蒸发瓶中，并与主机相连。

④ 接通冷凝水，接通电源，调节升降开关，使蒸发瓶下降至水浴锅中的合适位置，打开真空泵使之达到一定真空度。

17. 旋转蒸发仪的操作

⑤ 打开调温开关，设定加热温度，加热槽开始自动温控加热，仪器进入试运行。温度与真空度一到所要求的范围，即能蒸发溶剂到接收瓶。

⑥ 打开调速开关，调节其左侧旁的转速旋钮，蒸发瓶开始转动。

⑦ 蒸发完毕，首先关闭调速开关及调温开关，调节升降开关使主机上升，打开冷凝器上方的放空阀，使之与大气相通，然后关闭真空泵，取下蒸发瓶，关闭冷凝水，蒸发过程结束。

【实训说明】

① 玻璃器具应轻拿轻放，洗净烘干。

② 使用真空泵前，应检查水箱是否有水，加热槽应先注水后通电，不许无水干烧。

③ 所用磨口仪器安装前需均匀涂少量真空脂。

④ 最后工作结束，关闭开关，拔下电源插头。

实训二
黄柏中小檗碱的制备与检识

【实训目的】

1. 能从黄柏中提取分离小檗碱。
2. 能对小檗碱的理化性质进行鉴别。
3. 能够进行 TLC 的基本操作。

【实训原理】

1. 主要化学成分及性质

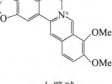

小檗碱

小檗碱（berberine），含量为 1.4％～4％。

性状：黄色结晶，有 5.5 个结晶水，mp. 145℃。

溶解性：能缓缓溶于冷水中（1∶20），微溶于冷乙醇（1∶100），易溶于热水和热乙醇，微溶或不溶于苯、氯仿和丙酮；硝酸盐极难溶于水；盐酸盐微溶于冷水（1∶500）但较易溶于沸水；硫酸盐和枸橼酸盐在水中溶解度较大（1∶30），盐酸小檗碱为黄色结晶，含 2 分子结晶水，220℃时分解并转变为棕红色小檗红碱，285℃时完全熔融。

2. 原理

小檗碱为季铵碱，其游离型在水中溶解度较大，其盐酸盐在水中溶解度较小。利用小檗碱的溶解性及黄柏中含黏液质的特点，首先用石灰乳沉淀黏液质，用碱水提出小檗碱，再加盐酸使其转化为盐酸小檗碱沉淀析出。

【实训材料】

1. 装置和器具

水浴锅、真空泵、色谱柱、展缸、旋转蒸发仪、紫外灯、烧杯、试管、硅胶板、滴管、量筒、布氏漏斗、抽滤瓶、pH 试纸、玻璃棒。

2. 药品和试剂

黄柏粗粉、色谱氧化铝、乙醇、95％乙醇、浓硫酸、氯仿-氨水-甲醇（30∶1∶8）、滤纸、石英砂、羟甲基纤维素钠（铺制硅胶板用的黏合剂）。

【实训内容】

一、小檗碱制备

1. 提取

称取黄柏粗粉 200g，加入 0.2％硫酸 600mL，搅拌均匀，浸泡过

18.黄柏中小檗碱
的制备与检识

夜，纱布过滤。或称取黄柏粗粉 200g，加入 0.2％硫酸 200mL，搅拌均匀，使湿润度合适，放置 30min 后，装入渗漉筒内，用 0.2％硫酸浸泡过夜，渗漉，速度以 5～6mL/min 为宜。收集渗漉液 500～600mL 即可停止渗漉。

2. 制粗品

取上述提取液，加入石灰乳调 pH11～12，静置沉淀，脱脂棉滤过，滤液用浓盐酸调 pH2～3，再加入溶液量 10％的食盐，搅拌使溶解，溶液静置过夜，析晶，滤取结晶，得盐酸小檗碱粗品。

3. 精制

将盐酸小檗碱粗品放入 25 倍量沸水中，于水浴上加热使溶解，趁热滤过，滤液加浓 HCl 调 pH2 左右，静置过夜，滤取结晶，80℃以下干燥，得精制盐酸小檗碱。

4. 氧化铝柱色谱分离纯化盐酸小檗碱

（1）氧化铝柱色谱制备　取一支 2.0cm×30cm 色谱柱，柱内加入一定体积的 95％乙醇，打开活塞，让溶液慢慢流出，此时将已搅拌混匀的氧化铝 95％乙醇悬液（色谱氧化铝 120～140 目，25～30g）不断加入色谱柱中，待氧化铝沉降稳定，表面保持有少量溶剂（0.5cm 左右）时关闭活塞。

（2）上样　分离酸性母液，得黄色晶体（或沉淀），并用少量水冲洗，后将沉淀用尽量少的无水乙醇溶解制成溶液。用吸管吸取样液沿柱壁四周加入，打开色谱柱活塞使有溶剂滴下，待液面近与氧化铝表面相平，迅速用少量无水乙醇将柱壁样液洗下，待液面下降后再洗，反复多次，直至表面溶剂无色，让样品完全持留于氧化铝中，并保留有 1cm 左右溶剂，此时再加入少许石英砂覆盖氧化铝表面，并沿管壁加入足量洗脱剂。

或将黄色结晶（或沉淀）用少量水冲洗，后将沉淀用尽量少的无水乙醇溶解，再加入结晶质量 3 倍量的氧化铝，搅拌均匀后于烘箱中烘干，干法装样。

（3）洗脱　使溶剂继续滴下（注意向柱内添加无水乙醇，保持柱体湿润），洗脱样品。按每流分 5～10mL 收集洗脱液，并着重收集各个色段（从下至上）：鲜黄色、橘红色（棕色段可不再洗脱）。

二、检识

1. 生物碱的一般鉴别反应

取少量精制盐酸小檗碱，用酸水溶解，分成 4 份，分别滴加以下试剂，观察有无沉淀析出及颜色变化，记录所观察到的现象和反应结果，并根据现象得出结论。

（1）碘化铋钾（Dragendorff）试剂。

（2）碘化汞钾（Mayer）试剂。

（3）碘-碘化钾（Wagner）试剂。

（4）硅钨酸（Bertrand）试剂。

2. 特殊鉴别反应

（1）取盐酸小檗碱少量，加稀盐酸 2mL 溶解后，加漂白粉少许，必要时在水浴上加热，振摇后观察颜色变化。

（2）取盐酸小檗碱 50～100mg，溶于 50mL 热水中，加入 10％氢氧化钠 2mL，混合均匀后，于水浴中加热至 50℃，加入丙酮 5mL，放置，观察有无沉淀析出及颜色变化。

3. 薄层色谱鉴别

吸附剂：硅胶 H-CMC-Na 板。

展开剂：氯仿-氨水-甲醇（30：1：8），氨蒸气预平衡 10min 后展开。

样品液：自制盐酸小檗碱甲醇液（每 1mL 含 0.5mg）。

对照品液：盐酸小檗碱对照品甲醇液（每 1mL 含 0.5mg）。

显色：置紫外灯（365nm）下检视，显黄色荧光斑点。

结果：记录样品斑点和对照品斑点的颜色和位置，计算 R_f 值。

【实训说明】

1. 实验原料尽可能选用小檗碱含量较高的川黄柏，或小檗碱含量较低的关黄柏，后者黏液质较多过滤麻烦。

2. 在精制盐酸小檗碱时，因为盐酸小檗碱几乎不溶于冷水，放冷易析出结晶，所以水浴加热溶解后，要趁热滤过，防止盐酸小檗碱在滤过时析出结晶，使滤过困难，产量降低。

黄柏中小檗碱的制备与检识实训技能目标与考核标准

技能目标	内容	考核标准	记录	分值
渗漉提取	粉碎	药材粗细适中,不宜过粗过细		3
	润湿	装筒前润湿,使药材充分湿润膨胀		2
	装筒	药粉是否分次、分层装入并层层压紧。药粉柱是否松紧均匀,无间隙无空洞;装筒量不超过渗漉筒的 2/3;是否加滤纸和压重物		12
	排气	装筒后是否排气(排气前应先开渗漉筒下口活塞),排气是否完全,排气操作熟练程度及时间,排气流出的药液是否倒回筒内		6
	渗漉	加溶剂时是否冲动了药柱,渗漉过程中保持溶剂始终高出药面,渗漉速度是否控制适当(1~3mL/min 或 3~5mL/min),		6
精制	抽滤	滤纸的大小是否略小于布氏漏斗内径边缘;抽滤前滤纸是否润湿;抽滤过程中有无抽穿滤纸;抽滤装置正确安装与拆卸;正确使用抽滤泵		5
	调 pH	盐酸的加入方法;酸值的测定		5
	计算	按体积正确计算加入量		3
盐析	称量	规范使用天平,用后清洁,归位		5
柱色谱	样品制备	注意溶解样品时溶剂的用量、制备固体样品用支持剂的用量、干燥及研碎等处理		3
	装柱	装柱操作熟练,填充均匀,松紧适宜,无气泡、无沟痕无裂缝。操作时一直保持溶剂液面高度,不能使液面低于氧化铝的上层		12
	上样	动作轻微,不搅动柱床		7
	洗脱	注意控制流速,注意不要使柱床干涸		5
	收集	根据样品种类注意收集不同色段成分		3
显色反应	试液	正确计算配制量、配制、显色操作动作规范		3
	结果	现象观察及结果判断正确		
其他	预习	各实验材料准备齐全、清楚实验原理和内容		5
	过程	态度认真、积极动手、不损坏仪器设备		5
	报告	书写清晰、实验过程记录完整、现象结果分析准确		5

实训三
槐米中芸香苷的制备与检识

【实训目的】

1. 掌握用碱溶酸沉法从槐米中提取芸香苷，并进行精制和水解的操作技术。
2. 学会用化学法检识芸香苷。
3. 练习用色谱法检识芸香苷。

【实训原理】

1. 主要化学成分及性质

槐米系豆科植物槐的干燥花蕾。槐米中的主要有效成分为芸香苷（习称芦丁），含量高达 12％～20％，但花蕾开放后（即槐花）含量大大降低，芸香苷是槐米止血的有效成分。

芦丁为浅黄色粉末或极细微淡黄色针状结晶，加热至 185℃以上熔融并开始分解。芦丁的溶解度，在冷水中 1：10000，沸水中 1：200，沸乙醇中 1：60，沸甲醇中 1：7，可溶于乙醇、吡啶、甲酰胺、甘油、丙酮、冰醋酸、乙酸乙酯中，不溶于苯、乙醚、氯仿、石油醚。

2. 原理

芸香苷分子中含有酚羟基，有弱酸性，遇碱成盐而溶于碱水，酸化后，因难溶于酸水而沉淀析出，利用此性质采用碱溶酸沉法提取芸香苷。利用芸香苷易溶于热水、难溶于冷水的性质进行精制。

【实训材料】

1. 装置和器具

托盘天平、电炉、500mL 烧杯、量筒、玻璃棒、移液管、纱布、温度计、滴管、抽滤装置、研钵、250mL 圆底烧瓶、冷凝管、水浴锅、pH 试纸、滤纸、紫外灯、展开筒、试管、试管架。

2. 药品和试剂

槐米粗粉、浓盐酸、蒸馏水、0.4％硼砂、石灰乳、2％硫酸、95％乙醇、氢氧化钡、葡萄糖对照品水溶液、鼠李糖对照品水溶液、正丁醇、醋酸、芸香苷对照品、槲皮素对照品、氨水、三氯化铝、浓硫酸、α-萘酚、氢氧化钠、碳酸氢钠、碳酸钠等。

【实训内容】

一、芸香苷的制备

1. 芸香苷的提取

称取槐米粗粉20g，置500mL 烧杯中，加入0.4％硼砂沸水溶液200mL，在搅拌下加石灰乳，调至 pH8～9，加热微沸 20min，注意保持 pH8～9，并随时补充因加热而蒸发掉的水分。趁热用四层纱布滤过。滤渣重复再提取一次，合并两次滤液。滤液在 60～70℃用浓盐酸调至 pH5 左右，静置过夜使沉淀完全，抽滤，沉淀用蒸馏水洗 2～3 次至中性，抽干，置空气中晾干，得芸香苷粗品。

19. 槐米中芸香苷的制备

2. 芸香苷的精制

称一定重量的粗品，按约 1∶200 的比例悬浮于蒸馏水中，煮沸 10min 使其全部溶解，趁热抽滤，滤液放置，冷却析晶，抽滤。沉淀置空气中晾干或 60～70℃干燥，得精制芸香苷。

3. 芸香苷的水解

取芸香苷 1g，研细后置于 250mL 圆底烧瓶中，加入 2％硫酸溶液 100mL，直火微沸回流约 40min，有黄色沉淀析出，放冷抽滤，滤液保留作糖检查，沉淀用少量水洗去酸，抽干水分，晾干，得粗制槲皮素，然后用乙醇（95％乙醇约 15mL）重结晶即得精制槲皮素。

二、检识

1. 显色反应

取芸香苷、槲皮素少许，分别用 10mL 乙醇溶解，制成试样溶液，照以下方法进行实验。

① Molish 反应：取试样溶液各 2mL，分置于两支试管中，加 10％α-萘酚乙醇溶液 1mL，振摇后倾斜试管 45°，沿管壁滴加 2mL 浓硫酸，静置，观察两液面交界处颜色变化（棕色环）。

② 盐酸-镁粉反应：取试样溶液各 2mL，分别置于两支试管中，各加入镁粉少许，再加入浓盐酸数滴，观察并记录颜色变化。

③ 醋酸镁反应：取两张滤纸条，分别滴加试样溶液后，加 1％醋酸镁甲醇溶液 2 滴，于紫外灯下观察荧光变化，并记录。

④ 三氯化铝反应：取两张滤纸条，分别滴加试样溶液后，加 1％三氯化铝乙醇溶液 2 滴，于紫外灯下观察荧光变化，并记录。

⑤ 二氯氧锆-枸橼酸反应：取试样溶液各 2mL，分别置于两支试管中，各加 2％二氯氧锆甲醇溶液 3～4 滴，观察颜色，然后加入 2％枸橼酸甲醇溶液 3～4 滴，观察并记录颜色变化。

2. 色谱鉴别

(1) 糖的纸色谱鉴定　取水解母液 20mL，用 Ba（OH）$_2$ 的细粉（约 2.6g）中和至 pH7，滤去生成的 BaSO$_4$ 沉淀（可用滑石粉助滤），滤液浓缩至约 1mL，供纸色谱点样用。

样品：水解浓缩液。

色谱滤纸：新华滤纸。

对照品：葡萄糖、鼠李糖水溶液。

展开剂：正丁醇-乙酸-水（4∶1∶5）上层溶液。

显色：苯胺-邻苯二甲酸盐试剂，喷后 105℃烘 10min，显棕红色斑点。苯胺-邻苯二甲酸的配制：将 1.66g 邻苯二甲酸和 0.93g 的苯胺溶于 100mL 水饱和的正丁醇中。

(2) 芦丁、槲皮素的纸色谱和聚酰胺薄层色谱鉴定

样品：自制芦丁、槲皮素的乙醇液。

色谱材料：新华滤纸，聚酰胺薄膜。

对照品：芦丁、槲皮素的乙醇溶液。

展开剂：正丁醇-乙酸-水（4∶1∶5）上层溶液（纸色谱）。90%乙醇或乙醇-水（7∶3）（聚酰胺色谱）。

显色：①可见光下观察及紫外灯下观察；②喷三氯化铝试剂后再观察。

【实训说明】

1. 加入石灰乳即可达到碱溶解提取芸香苷目的，又能使槐米中含存的大量黏液质生成钙盐沉淀除去，但应严格控制在 pH8～9，不得超过 10。pH 过高，在加热提取过程中可促使芸香苷水解破坏，造成产率明显下降。酸沉时加浓硫酸调 pH3～4，不宜过低，否则会使芸香苷生成盐溶于水，也会降低收率。

2. 加入硼砂的目的是使其与芸香苷邻二酚羟基结合，这样既保护邻二酚羟基不被氧化破坏，亦保护邻二酚羟基不与钙离子络合，使芸香苷不受损失。同时还有调节碱性水溶液 pH 值的作用。

3. 芸香苷的提取还可以利用芸香苷在冷、热水中溶解度的不同，采用沸水提取法。

槐米中芦丁的制备与检识实训技能目标与考核标准

技能目标	内容	考核标准	记录	分值
煎煮	粉碎	药材粗细适中		3
	容器	选择合适的煎煮容器		5
	溶剂	加水量适宜,煎前浸泡		5
	煎煮	先大火或小火;沸腾后计时;煎煮过程中火力大小适宜;适时搅拌		6
	过滤	操作熟练,不损失药液;煎煮次数符合工艺要求;合并煎煮液		6
抽滤	安装	布氏漏斗下端的斜口是否对齐抽滤瓶的侧管;抽滤过程中有无抽穿滤纸;抽滤装置正确安装与拆卸;正确使用抽滤泵		8
	滤纸	滤纸的大小是否略小于布氏漏斗内径边缘;抽滤前滤纸是否润湿		3
结晶	溶剂	正确量取结晶用溶剂		5
	操作	趁热过滤,过滤操作规范(一般过滤时,滤纸大小适宜,滤纸润湿,用玻璃棒引流时抵住三层滤纸,不损失药液)		5
	产品收率	结晶颜色好,产品收率高		7
纸层析	点样	样品溶液的配制,点样操作是否正确		6
	配液	展开剂、样品溶液和对照品溶液配置动作规范		10
	点样	样点距板的底边、两边及样点间的距离适宜,点样平性、点样斑点大小适宜		8
	展开	展开前是否饱和色谱槽,展开程度		5
	显色	显色操作是否正确,测量斑点位置,计算 R_f 值		3
其他	预习	各实验材料准备齐全、清楚实验原理和内容		5
	过程	态度认真、积极动手、不损坏仪器设备		5
	报告	书写清晰、实验过程记录完整、现象结果分析准确		5

实训四
大黄中游离蒽醌苷元的制备、分离与鉴定

【实训目的】

1. 会用回流提取法对大黄中总蒽醌类化合物进行制备。
2. 能用 pH 梯度萃取法对大黄中游离蒽醌进行分离。
3. 会用化学法检识大黄中的蒽醌类成分。
4. 练习用色谱法检识大黄中的蒽醌类成分。

【实训原理】

根据大黄中的羟基蒽醌苷经酸水解成游离羟基蒽醌，而游离羟基蒽醌不溶于水，可溶于氯仿、乙醚等亲脂性有机溶剂的性质，用氯仿从水解液中将游离羟基蒽醌提取出来，再利用各游离羟基蒽醌的酸性不同，采用 pH 梯度萃取法将其分离。其中大黄酚和大黄素甲醚的酸性十分近似，用 pH 梯度萃取法难以分离，可利用两者的极性不同，采用硅胶柱色谱法进行分离。

【实训材料】

1. 装置和器具

圆底烧瓶、冷凝管、研钵、水浴锅、分液漏斗、烧杯、三角瓶、表面皿、试管、色谱缸、pH 试纸薄层硅胶、CMC-Na、色谱滤纸（20cm×7cm）

2. 药品和试剂

大黄粗粉、95％乙醇、乙醚、盐酸、三氯甲烷、5％KOH、5％Na$_2$CO$_3$、5％NaHCO$_3$、0.5％NaOH、展开剂［石油醚（30℃～60℃）-乙酸乙酯-甲酸（15∶5∶1）上层溶液］、浓氨水、0.5％醋酸镁、大黄酸对照品、大黄素对照品、芦荟大黄素对照品。

【实训内容】

一、蒽醌苷元的制备与分离

1. 总蒽醌的提取

取大黄粗粉 50g，置于 500mL 圆底烧瓶中，加 95％乙醇以约高出生药面为度，水浴加热回流 2～3h，趁热抽滤，滤渣再用 95％乙醇同法提取两次，合并三次乙醇提取液，减压浓缩，回收乙醇，得乙醇总提取物。

2. 游离蒽醌与蒽醌苷的分离

将乙醇总提取物浸膏加水适量混悬，加乙醚 150mL 于 500mL 分液

20. 大黄中总蒽醌的制备

漏斗中萃取，充分振摇后放置，倾出醚层，再加 50mL 乙醚振摇，放置，倾出醚层，同法操作 6 次，直至乙醚液颜色较浅时为止，合并乙醚液，乙醚溶液含总游离蒽醌，蒽醌苷则留在水层。

3.游离蒽醌的相互分离

（1）大黄酸的分离　将含有总游离蒽醌的乙醚溶液移至 250mL 的分液漏斗中，加 5％NaHCO$_3$ 水溶液 20mL，振摇，静置分层，放出下层 NaHCO$_3$ 溶液，并置于另一三角瓶中，上层乙醚溶液留存于分液漏斗中，再加入 5％NaHCO$_3$ 溶液 15mL 同法萃取一次，如此反复共萃取约 6～7 次，合并 NaHCO$_3$ 萃取液，注意其颜色，在搅拌下小心滴加盐酸调 pH2～3，静置，待大黄酸沉淀析出，抽滤即得。注意观察酸化过程中的颜色变化。

（2）大黄素的分离　经 0.5％NaHCO$_3$ 水溶液萃取后的乙醚层，用 5％Na$_2$CO$_3$ 水溶液每次 15～20mL 如上法萃取数次，直至萃取液颜色较浅时为止，共需萃取约 6～7 次，合并 Na$_2$CO$_3$ 萃取液，小心滴加盐酸酸化至 pH2～3，放置，待大黄素沉淀析出，抽滤即得。

（3）芦荟大黄素的分离　经 0.5％ Na$_2$CO$_3$ 水溶液萃取后的乙醚层，用 0.5％NaOH 水溶液每次 15mL 萃取 3～4 次。乙醚溶液再以蒸馏水萃取 2～3 次，以洗去碱液。合并 NaOH 和水萃取液，加盐酸调 pH2～3，放置，待芦荟大黄素沉淀析出，抽滤即得。

（4）大黄酚和大黄素-6-甲醚的分离　经 0.5％NaOH 水溶液萃取后的乙醚层，置圆底烧瓶中，回收乙醚后所得部分即为大黄酚和大黄素甲醚的混合物。水洗混合物沉淀，至洗出液呈中性，低温干燥后作为柱色谱样品，采用硅胶柱色谱分离。

二、检识

1.显色反应

（1）碱液显色反应　分别取蒽醌化合物结晶少许，置试管中，加 1mL 乙醇溶解，加数滴 5％氢氧化钾试剂振摇，溶液呈红色。

（2）醋酸镁反应　分别取各蒽醌化合物结晶少许，置试管中，加 1mL 乙醇溶解，加数滴 0.5％醋酸镁试剂，产生橙、红、紫等颜色。

2.薄层色谱检识

薄层板：硅胶 H-CMC-Na。

试样：自制大黄酸、大黄素、芦荟大黄素的乙醇溶液。

对照品：上述各成分对照品乙醇溶液（约 1mg/mL）。

展开剂：石油醚（30℃～60℃）-乙酸乙酯-甲酸（15：5：1）上层溶液。

显色：在可见光下观察，记录黄色斑点的位置。然后再用浓氨水熏蒸或喷雾 5％乙酸镁甲醇溶液，斑点应显红色。

【实训说明】

1.用碱水从乙醚液中萃取游离蒽醌时，每次振摇萃取后，放置分层时间应稍久，以免乙醚溶液混在下层水液中，影响分离效果。萃取过程中，如乙醚挥发，可酌量补加。

2.用各缓冲液进行萃取时，采用一次性加入的方法，实验证明，如将缓冲液分次萃取，分离效果不理想。

大黄中蒽醌苷元的制备、分离与检识实训技能目标与考核标准

技能目标	内容	考核标准	记录	分值
回流提取	安装	烧瓶、冷凝管、加热用电热套或水浴,装置连接顺序正确,装药时粉末不洒落,溶剂加入量适宜,溶剂和药粉量不超过容器的 2/3		3
	加热	先开冷凝水,后开加热		5
	过程控制	沸腾计时;控制回流温度、回流时间、回流次数		6
	拆卸	烧瓶、冷凝管、加热用电热套或水浴,拆卸顺序正确		6
浓缩	仪器使用	正确使用旋转薄膜蒸发仪		8
	溶剂回收	回收溶剂无污染,回收溶剂放入指定容器内		3
pH 梯度萃取	试漏	正确选择分液漏斗,检查活塞是否配套、是否堵塞、是否漏液		5
	操作	萃取操作规范,振摇时用力均匀、适缓,注意排气;静置分层后,出液方式正确		5
酸化	pH	酸化时 pH 调节适当		3
抽滤	安装	布氏漏斗下端的斜口是否对齐抽滤瓶的侧管;抽滤过程中有无抽穿滤纸;抽滤装置正确安装与拆卸;正确使用抽滤泵		5
	滤纸	滤纸的大小是否略小于布氏漏斗内径边缘;抽滤前滤纸是否润湿		5
	洗涤	酸化后得到的各游离蒽醌沉淀物要用少量水洗至中性		5
薄层色谱	制板	按比例正确量取吸附剂和水(或黏合剂水溶液);研磨方式规范,研磨时间适宜铺板振动摇晃力度;无气泡、杂点、薄厚适宜;自然干燥活化后,板面均匀,无龟裂和剥落现象		5
	配液	展开剂、样品溶液和对照品溶液配置动作规范		5
	点样	样点距板的底边、两边及样点间的距离适宜,点样平性、点样斑点大小适宜		8
	展开	进行预饱和处理;放板规范;记录前沿;板取出后自然晾干或冷风吹干		5
	显色	选择正确的显色方式并观察		3
其他	预习	各实验材料准备齐全、清楚实验原理和内容		5
	过程	态度认真、积极动手、不损坏仪器设备、及时清洗仪器设备		5
	报告	书写清晰、实验过程记录完整、现象结果分析准确		5

实训五
中药提取工艺实训

【实训目标】

知识目标

1.掌握中药提取岗位生产控制指标、工艺技术参数及生产基本原理，理解工艺条件变化对相关生产的影响规律。

2.掌握中药提取、浓缩岗位生产中所用的物料及辅助材料的名称、规格、性质、用途。

3.掌握中药提取岗位操作法与本岗位相关的生产工艺流程。

技能目标

1.正确绘制实训现场的提取工艺流程图，正确进行提取工艺计算。

2.能依据提取工艺操作规程熟练操作现场的中药提取设备，完成提取液的生产过程。

3.能分析、处理设备运行过程中常见问题，排除一般故障。

4.能控制本工种各岗位的技术操作指标，及时发现本工种产品质量隐患，分析原因、采取措施，正确预防。

【实训材料】

中药多功能提取浓缩机组、搪瓷保温桶、烧杯、量筒、量杯、比重计、手电筒、山药、饮用水。

【实训内容】

1.设备组成及工作原理

该机组由多功能提取罐、管道过滤器、油水分离器、冷却器、冷凝器、除沫器、浓缩罐、溶剂回收罐、真空泵及自动控制柜组成。中药多功能提取浓缩机组（见实训图5-1）可用于以水或有机溶剂为介质的动、植物有效成分的提取。工作时，首先要检查排渣门是否被异物堵塞、能否顶紧；每罐提取物料的加入量一般不宜过罐体的一半高度，溶剂约为罐容积的70%~80%。提取罐夹套通入蒸汽或通过导热油加热。此机组要求提取罐要安装在一个高平台上，以利于排渣及排液。在进汽或用电加热到沸腾后，保持沸腾状态至工艺要求的时间。如果需要提取挥发油，可使产生的二次蒸汽通过冷凝器、冷却器、油水分离器，进行回流提取。否则，可利用提取罐的高位差，将提取液通过管道过滤器过滤到浓缩罐中加热浓缩；浓缩罐中产生的二次蒸汽在一定真空状态下经冷凝、冷却后，溶剂回收至回收罐内，从而达到提取、浓缩及溶剂回收等操作流水作业的目的。

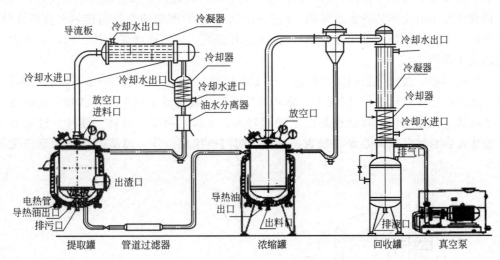

实训图 5-1 中药多功能提取浓缩机组结构示意图

2. 主要功能部件

(1) 提取罐及浓缩罐

① 直筒形状：夹套加热形式（导热油），底部电加热模块加热导热油，导热油给罐内液体供热，加热完全、均匀、速度快。提取罐及浓缩罐结构示意图见实训图 5-2。

② 强制循环：提取罐的后部装有强制循环。可通过泵把提取液从管底部经过强制循环阀进行强制循环，形成一种动态搅拌效果，可使上部漂浮的药材快速溶解在溶剂中，提高了药材的提取效率。

(2) 冷凝冷却器 冷凝冷却器是一种高效换热设备，主要用于把二次蒸汽冷凝冷却下来进行回收。可分为立式或卧式，设备结构简单，操作简便，占地面积小。其结构是由冷凝及冷却组成一体，内部结构可分单返程及多返程。壳程通入冷却水，管程走二次蒸汽，逆向进行汽液交换，达到换热效果。它是由封头、筒体、管及管板等组成。整体是由管道、阀门、仪表连接为一体。冷凝冷却器结构示意图见实训图 5-3。

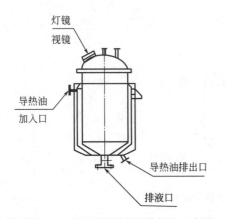

实训图 5-2 提取罐及浓缩罐结构示意图

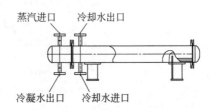

实训图 5-3 冷凝冷却器结构示意图

(3) 油水分离器 油水分离器是一种用于将溶液中的水和油利用其密度不同而自动分层

的容器。通常用于提取芳香油的回收，通过分离器可回收轻油及水。设备结构简单，操作简便。内部主要是由壳体和挡板组成的，挡板利用水和油的密度的差异而使油水分层并分离。外部连接挥发油接收器（收集芳香油）。整体是由管道、阀门连接成一体。油水分离器结构示意图见实训图 5-4。

　　（4）过滤器　过滤分为初滤（网滤 20～100 目）、中滤（布滤 100～200 目）、细滤（板框及高速离心 200 目以上）。根据生产要求可采用吸滤或压滤形式生产，其特点是过滤面积大、速度快、操作简便。其结构是由上椭圆封头、下碟形封头、筒体、翅片、过滤布等组成。整体是由自吸泵或离心泵、仪表、管道、阀门连接成一体。过滤器结构示意图见实训图 5-5。

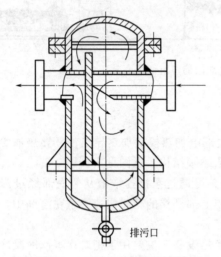

实训图 5-4　油水分离器结构示意图

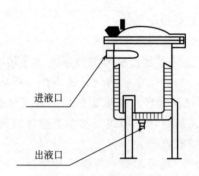

实训图 5-5　过滤器结构示意图

　　（5）溶剂收集器（接收器）　溶剂收集器基本结构为带压贮罐，其结构是由上封头、下锥体、人孔、筒体、液位计、清洗口、仪表、支腿等组成。溶剂收集器结构示意图见实训图 5-6。

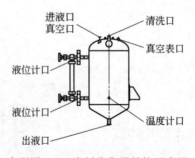

实训图 5-6　溶剂收集器结构示意图

　　3.常见故障与分析
　　（1）提取罐常见故障与分析

常见故障及问题	故障分析	解决办法
提取/浓缩罐门密封泄漏	密封胶条老化	更换胶条
	锁扣调节滑块脱落	调节滑块紧至滑块能锁钩头
	罐门使用变形	调节万向轴松开，螺栓适当加垫片调整
出液不畅	出液口及管道、滤网被堵塞	工艺上解决看说明书或采取过滤气体反吹
	药液泵泄漏	检查石墨环，如损坏进行更换。
系统正常提取温度上不去	温控板损坏,不能加热	更换新温控板
	温度计不准	检查校核温度表好坏,更换温度表
	导热油过少或使用时间过长	添加或更换导热油
	电加热模块损坏	更换或修理电加热模块
强制循环不畅	出液口阀门或管道堵塞	采用气体反吹
	气蚀现象	关闭底部加热
	泵的配置不合理	换泵
冷凝冷却溶剂不回流	冷却水流速过小	增大冷却水流速
	U形管处无液封	增加液封
回流温度高	冷却管结垢	除垢
	冷却水温高、冷却系统不正常	解决冷却水塔进水水温问题
罐内带压(危险)	料(液)位过高堵塞管道	解决料与溶剂配比问题减少投料量
	蒸汽压力高、操作不当爆沸堵塞管道	严格上岗、规范操作,检查二次蒸汽管及测压开关是否完好
		及时检查各表无误,不间断开测压阀检测排空

（2）浓缩罐常见故障与分析

常见故障及问题	故障分析	解决办法
药液经长时间加热但不沸腾	浓缩系统内真空度不够	检查真空泵状态及系统中管道、接口及阀门等处是否漏气
	温度未达到设定要求	检查电加热模块是否正常加热
		检查温控板是否损坏,及时更换
回收溶剂量过少	冷凝效果差,溶剂蒸汽大部分被真空泵抽走	加大冷凝水流速
罐内药液沸腾过于剧烈、上溢	加热温度过高	调低加热温度
	系统内真空度过高	适当降低系统真空度

（3）真空系统常见故障与分析

故障	原因	补救措施
电机不启动;无声音	至少两根电源线断	检查接线

续表

故障	原因	补救措施
电机不启动;有嗡嗡声	一根接线断,电机转子堵转	必要时排空清洁泵,修正叶轮间隙
	叶轮故障	换叶轮
	电机轴承故障	换轴承
电机开动时,电流断路器跳闸	绕组短路	检查电机绕组
	电极过载	降低工作液流量
	排气压力过高	降低排气压力
	工作液过多	减少工作液
消耗功率跳闸	产生沉淀	清洁,除掉沉淀
泵不能产生真空	无工作液	检查工作液
	系统泄漏严重	修复泄漏处
	旋转方向错	更换两根导线,改变旋转方向
真空度太低	密封泄漏	检查密封
	二次气体温度过高	加大冷却
	循环水温度过高(>25℃)	换水降低水温
	磨蚀	更换零件
	系统轻度泄漏	修复泄漏处
	使用设备多,泵太小	换大一点的泵
尖锐噪声	产生气蚀	连接气蚀保护件
	工作液流量过高	检查工作液,降低流量
	汽水分离效果不好	更换
泵泄漏	密封垫坏	检查所有密封面

4. 中药提取浓缩工艺流程介绍（见实训图 5-7）

【实训操作】

1. 采用水提煎煮法制备山药提取液

操作：称取山药饮片 1.5kg，加水 10 倍量，加热煎煮 40min，放出提取液。

要求：

（1）量取药液体积、测定药液密度。

（2）观察药液颜色和澄清度。

（3）操作记录及技术经济指标计算。

2. 采用减压浓缩法制备山药流浸膏

操作：将中药多功能提取浓缩机组浓缩罐中的提取液真空浓缩 60min，蒸发水分量大于 2L。

要求：

（1）测定提取液和浓缩液的密度；量取回收液（蒸发水分量）体积。

21. 提取岗位操作

22. 浓缩岗位操作

（2）观察药液颜色和澄清度。

（3）操作记录及技术经济指标计算。

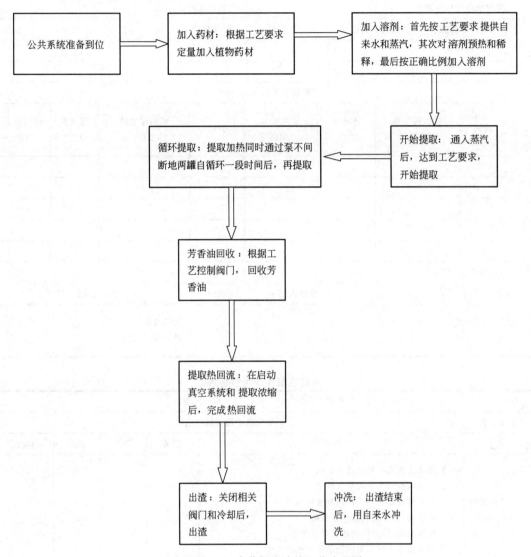

实训图 5-7 中药提取浓缩工艺流程图

中药提取实训操作记录表

组号：　　　　　　　　　　　　　　　　　　　　　　姓名：

药品名称		产品代号		规格	
		批号		批量	
设备名称					
	净药材名称及数量				
投料	投料人		复核人	投料总量	投料时间

溶剂名称		浸泡起始时间	
提取加热油设定温度		药液设定温度	

提取次数	加入溶剂量/L	开始加热时间	提取时间	放液时间	出液量/L	密度
第一次						
第二次						

提取操作	多功能提取罐运行相关参数							
	时间	提取罐加热油温度/℃	药液温度/℃	罐内压力/MPa	时间	提取罐加热油温度/℃	药液温度/℃	罐内压力/MPa

提取液颜色、澄清度		药材中剩余的溶剂量	
操作人签名		复核人签名		操作日期	

设备运行情况：

清场情况：
责任人(签名)：

中药提取操作考核标准

项目名称	中药山药的煎煮提取操作	实训地点	
主要设备	多功能中药提取机组		

项目		考核内容	记录	备注	满分	得分
现场操作100分	操作前准备20分	1.进入工作现场程序是否正确			3	
		2.是否检查清场情况符合要求			2	
		是否检查设备和工作现场各种标志卡			3	
		检查阀门、开关状态是否正确			3	
		校准量具,检查物料是否符合要求			3	
		相关技术文件和生产记录是否准备齐全			3	
		摘挂标志卡正确			3	
	操作50分	1.称量准确,按规定记录和审核			5	
		净制合格,开盖、加料正确			3	
		2.加水量准确、盖盖正确			3	
		3.打开电源,设定温度正确			5	
		按时检查安全阀			5	
		药液至规定温度后,打开有关阀门			5	
		按时记录时间和各项控制参数			6	
		强制循环操作正确			5	
		4.按时关闭加热开关,打开或关闭各阀门			5	
		出料操作正确,正确测量和记录			3	
		5.关闭阀门,开盖、出渣操作正确			5	

续表

项目		考核内容	记录	备注	满分	得分
现场操作 100分	清场 20分	1.摘挂标志卡正确			3	
		2.物料盛装存放正确			2	
		3.按要求清洗设备、工具、容器、管道等			5	
		4.整理清洁工作现场,清除垃圾废弃			4	
		5.填写清场合格单并签字			3	
		6.摘挂标志卡正确			3	
	退出 10分	1.整理记录,计算数据,交齐相关记录			5	
		2.(关闭水、电总开关,关闭门窗),按进入程序的相反程序退出工作现场			5	

中药浓缩实训操作记录表

组号: 姓名:

药品名称		产品代号		规格	
		批号		批量	

设备名称				

提取液检测	提取液名称		提取液性状		
	提取液密度	检测人	复核人		开始加热时间

浓缩加热油设定温度		浓缩液设定温度	

浓缩罐相关运行参数

	时间	浓缩液温度/℃	浓缩罐加热油温度/℃	真空度/MPa	时间	浓缩液温度/℃	浓缩罐加热油温度/℃	真空度/MPa
浓缩操作								

回收溶剂量		浓缩液性状		浓缩液密度	
操作人签字		复核人签字		操作日期	

设备运行情况:	清场情况: 责任人(签名):

中药浓缩操作考核标准

项目名称	中药山药提取液的浓缩操作	实训地点	
主要设备	多功能中药浓缩机组		

项目		考核内容	满分	备注	记录	得分
现场操作 100 分	操作前准备 20分	1. 进入工作现场程序是否正确	3			
		2. 是否检查清场情况符合要求	2			
		是否检查设备和工作现场各种标志卡	3			
		检查阀门、开关状态是否正确	3			
		校准量具,检查物料是否符合要求	3			
		相关技术文件和生产记录是否准备齐全	3			
		摘挂标志卡正确	3			
	操作 50分	1. 提取液取样操作正确	3			
		提取液检测操作正确,按规定记录	3			
		2. 启动真空泵操作正确;循环水温控制适宜	6			
		3. 打开电源,设定温度正确	6			
		各阀门打开正确	5			
		溶液沸腾,按时记录时间和各项控制参数	6			
		观察液位和浓缩情况操作正确	3			
		4. 按时关闭加热开关	3			
		停泵操作正确	5			
		溶剂回收液放出操作正确,测量并记录	5			
		浓缩液放出操作正确,测量并记录	5			
	清场 20分	1. 摘挂标志卡正确	3			
		2. 物料盛装存放正确	2			
		3. 按要求清洗设备、工具、容器、管道等	5			
		4. 整理清洁工作现场,清除垃圾废弃	4			
		5. 填写清场合格单并签字	3			
		6. 摘挂标志卡正确	3			
	退出 10分	1. 整理记录,计算数据,交齐相关记录	5			
		2. (关闭水、电总开关,关闭门窗),按进入程序的相反程序退出工作现场	5			

参考文献

［1］ 石任兵.中药化学.北京：科学出版社，2005.

［2］ 王效山.制药工艺学.北京：北京科学技术出版社，2003.

［3］ 张洪斌.药物制剂工程技术与设备.北京：化学工业出版社，2003.

［4］ 张兆旺.中药药剂学.北京：中国中医药出版社，2003.

［5］ 苏锦.中药化学基础.北京：中国医药科技出版社，2011.

［6］ 卢晓江.中药提取工艺与设备.北京：化学工业出版社，2004.

［7］ 张素萍.中药制药生产技术.北京：化学工业出版社，2011.

［8］ 李端.中药化学技术.北京：人民卫生出版社，2012.

［9］ 卢艳花.中药有效成分提取分离技术.北京：化学工业出版社，2006.

［10］ 李晓阳.天然药物提取分离技术.河南：河南科学技术出版社，2007.

［11］ 吴剑锋.天然药物化学.北京：高等教育出版社，2004.

［12］ 易生富.中药药剂学.北京：高等教育出版社，2005.

［13］ 陈玉昆.中药提取工艺学.沈阳：沈阳出版社，1992.

［14］ 徐莲英，侯世祥.中药制药工艺技术解析.北京：人民卫生出版社，2003.

［15］ 国家药典委员会.中华人民共和国药典.北京：中国医药科技出版社，2015.

［16］ 汪小根.中药制剂技术.北京：人民卫生出版社，2009.

［17］ 杨红.中药化学实用技术.北京：人民卫生出版社，2009.

［18］ 卢艳花.中药有效成分提取分离实例.北京：化学工业出版社，2006.

［19］ 肖崇厚.中药化学.上海：上海科学技术出版社，1997.